U0195846

常见病的治疗与调养丛书

肾病的治疗与调养

上海科学技术文献出版社
Shanghai Scientific and Technological Literature Press

大字本

三分治 七分养

图书在版编目(CIP)数据

肾病的治疗与调养／白玉,刘海龙编.—上海：
上海科学技术文献出版社,2018

ISBN 978－7－5439－7653－5

Ⅰ.①肾…　Ⅱ.①白…②刘…　Ⅲ.①肾疾病－防治
Ⅳ.①R692

中国版本图书馆 CIP 数据核字(2018)第 125935 号

组稿编辑:张　树
责任编辑:苏密娅

肾病的治疗与调养

白　玉　刘海龙　编

*

上海科学技术文献出版社出版发行
(上海市长乐路 746 号　邮政编码 200040)
全国新华书店经销
四川省南方印务有限公司印刷

*

开本 700×1000　1/16　印张 16.75　字数 335 000
2018 年 7 月第 1 版　　2018 年 7 月第 1 次印刷
ISBN 978－7－5439－7653－5
定价:45.00 元
http://www.sstlp.com

目　录

肾病的诊断、治疗及预防　39

肾病的治疗与调养

肾病患者的生活宜忌　121

肾病的治疗与调养

肾病患者的饮食调养方案　153

肾病的治疗与调养

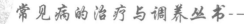

肾
病
的
治
疗
与
调
养

认识肾和肾病

肾要借助多种组织来维持其正常位置，肾被膜、肾血管、腹膜等，都对肾起着固定作用。

肾是怎样一个器官

肾是什么样子

肾是人体的实质性器官，其外形似蚕豆状，表面光滑，颜色为红褐色，位于腰部脊柱两侧，左右各一，上部可达第11、12胸椎处，下部可达第2、3腰椎处。两肾的形态、大小、重量大致相同，每个肾长约11厘米，宽约6厘米，厚约3.5厘米，重约135克（男性的肾脏比同龄女性的稍重）。

肾是靠哪些结构在人体中固定的

肾要借助多种组织来维持其正常位置，肾被膜、肾血管、腹膜等，都对肾起着固定作用。其中起重要作用的是肾被膜。当固定位置发生变化时，肾可向下移位形成肾下垂或游走肾。通常肾被膜由内向外可分为三层，即：

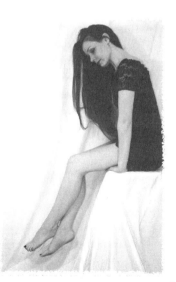

（1）纤维膜。纤维膜是贴于肾实

质表面的一层结缔组织膜，薄而坚韧，由致密结缔组织和少数弹力纤维构成。在正常状态下，容易与肾实质剥离。但在某些病理情况下，由于与肾实质粘连，反而不易剥离。

（2）肾脂肪囊。肾脂肪囊即肾脏外面的一层厚厚的黄色外衣，由脂肪构成，起着固定、保护肾脏的作用。

（3）肾筋膜。肾筋膜位于脂肪囊的外面，由腹膜外组织发育而来。肾筋膜分前后两层，包绕肾和肾上腺。

肾脏在人体中起哪些作用

肾脏属于人体的泌尿系统，是人体重要的排泄器官，对于维持人体正常的生理代谢有着十分重要的作用。通常来说，肾脏的生理功能主要有以下五点：

（1）分泌尿液，排泄人体内的代谢废物、药物和有害物质。人们饮用的水进入体内后，经胃肠道吸收进入血液，通过血液循环，再经过肾脏处理形成尿液排出体外。可以说，尿液直接来源于血液。肾小管的重吸功能具有选择性，葡萄糖、氨基酸、维生素、多肽类物质和少量蛋白质在近曲小管处几乎被全部回收，而肌酐、尿素、尿酸及其他代谢产物经过选择后，或部分吸收，或完全排出。肾小管还可排出药物和毒素，如酚红、对氨马尿酸、青霉素类、头孢霉素类等；药物若与蛋白质结合，则可通过肾小球滤过而排出。

（2）调节体内水和渗透压。调节人体水和渗透压平衡的部位主要在肾小管。近曲小管是吸收钠离子、分泌氢离子的重要场所。在近曲小管中，葡萄糖及氨基酸被完全回收，碳酸氢根回收率为 70%～80%，水、钠的回收率为 65%～70%。滤液进入髓襻后进一步被浓缩，约 25% 的氯化钠和 15% 的水被回收。远曲小管、集合小管不透水，但能吸收部分钠盐，从而使液体维持在低渗状态。

（3）调节电解质浓度。肾脏是钠、钾、氯等多种电解质离子的主要排泄场所。钠、钾、氯的排泄直接影响人体内相关离子的相对平衡状态，对于保持正常体液的渗透压、体液量和酸碱平衡都具有重要意义。

（4）调节酸碱平衡。人体的体液具有一定的酸碱度，这对维持人体正常的生命活动具有重要作用。肾对酸碱平衡的调节包括：排泄氢离子，重新合成碳酸氢根离子，主要在远端肾单位完成；排出酸性阴离子，如硫酸根离子等；重吸收滤过的碳酸氢根离子。

（5）内分泌功能。肾脏能分泌多种激素来调节人体正常的生理活动。比如，分泌的肾素可以通过肾素——血管紧张素系统调节血压；分泌的促红细胞生成素可刺激骨髓干细胞的造血功能；分泌的前列腺素和高活性维生素 D_3 可以调节血压和钙、磷的代谢。

综上所述，肾脏是通过排泄代谢废物、调节体液、分泌激素，以维持机体内环境稳定，保障人体新陈代谢正常进行的重要器官。

什么是肾单位

肾单位是肾脏结构与功能的基本单位，每个肾有 100 多万个肾单位。肾单位是由肾小球和肾小管组成。肾小球由毛细血管丛和肾球囊构成，是血浆过滤的器官。肾小管分别由近端小管、髓襻和远端小管 3 部分组成,它具有重复吸收作用和排泄功能。远端小管曲部最后汇入集合管。在正常情况下,肾单位交替进行活动,因此肾具有很大的储备代偿能力。

人体中的尿液是怎样生成的

尿液的生成过程主要由以下三个环节构成:

(1)肾小球的滤过。血液流经肾小球时,血浆中的水分和其他物质从肾小球滤过,从而形成肾小球滤液,即原尿。

(2)肾小管的重吸收。原尿经过肾小管,99% 的水分被重吸收;葡萄糖和蛋白质等营养物质也全部被重吸收到血液内。钠离子、氯离子、水和尿素,虽然在肾小管各段均能被重吸收,但主要还是在近曲小管被重吸收。

(3)肾小管和集合管的分泌。尿中有相当一部分物质是从肾小管和集合管的上皮细胞分泌或排泄到管腔中的。

人排出的尿量和成分之所以能维持在正常状态,与滤过、重吸收、分泌这三个过程有密切的关系。如果这些过程中的任何一个环节出现问题,都会直接改变尿量或尿中的成分。

肾脏是怎样排尿的

肾脏的主要工作就是在人体中生成并排泄尿液。肾血流量占全身血流量的 1/4 ~ 1/5。肾小球滤液每分钟约生成 120 毫升,一昼夜总滤液量为 170 ~ 180 升。滤液经肾小管时,99% 被回吸,所以正常人一天的尿量约为 1500 毫升。

中医是怎样认识肾的

与现代医学不同,中医学中的"肾"所指的绝不仅仅是一个简单的器官,而是一个包含范围较广的系统,主要由肾脏、命门、膀胱、骨髓、耳窍、二阴,以及其所属经络等部分组成,涉及内分泌、泌尿、神经、生殖等一系列生理功能。比如,女性常见的月经不调或男性不育、女性不孕症,从西医角度看,与肾脏没有直接关系;而中医则会从"肾"的角度出发,对症下药。

中医认为肾有哪些作用

中医认为肾脏的作用主要如下:

(1)肾藏精,主生长发育与生殖。《素问·六节脏象论》说:"肾者主蛰,封藏之本,精之处也。"肾藏精是指肾脏可以固藏精气,防止其无故流失,以保证肾脏在体内充分发挥正常的生理效应。

(2)肾主水。肾主水是指肾对输送和排泄体内津液、调节人体水液代谢的平衡有着积极作用。机体水液代谢是一个复杂的生理过程,它在肺、脾、胃、肾、肠、膀胱等器官的综合作用下完成,肾在这一过程中起着主导作用。

(3)肾主纳气。肾主纳气是指肾有摄纳肺气、促进吸清呼浊、防止呼吸表浅的作用,有利于保证人体正常的气体交换。

了解各种肾病

肾 炎

肾炎早期会出现哪些症状

肾炎早期，患者通常会出现疲劳、乏力、腰痛；眼睑、颜面、踝关节水肿；尿中泡沫增多；尿色异常或血尿；夜间排尿次数和尿量增多等。血尿、肉眼血尿常为首发症状之一（占40%～70%），尿色深呈混浊棕红色或洗肉水样，一般在数天内消失，也可持续1～2周才转为镜下血尿，镜下血尿多在6个月内消失，也可持续1～3年才消失。水肿及少尿，以水肿作为首发症状者约占70%，水肿多出现于面部、眼睑，面部水肿及苍白，呈现所谓肾炎面容。水肿也可波及下肢，严重时有胸、腹水及心包积液。

肾炎为什么会引起腰痛

当肾炎患者感到腰部有胀痛（多表现为单侧性或双侧性），且疼痛持续存在时，往往就会担心病情是否加重，从而增加了自己的思想负担。其实，很多疾病都会伴有腰痛，而肾脏

病引起的腰痛多为酸痛或钝痛,主要原因如下:

（1）当肾被膜、肾盂和输尿管受到刺激或张力增高时,会引起内脏神经痛。

（2）当肾脏或肾周围病变牵连局部肌肉和皮肤时,会出现躯体神经痛。

（3）当肾脏病变时,由于肾包膜或肾盂的牵拉,或病变侵犯局部神经,会导致腰痛。

（4）当肾实质或肾周围出现化脓性炎症时,会出现内脏神经痛与躯体神经痛;在体检时,脊肋角特别是肋腰点有压痛及叩击痛。

由肾病引起的水肿和其他水肿有什么不同

由不同的疾病所引发的水肿（如肾性水肿、心性水肿和肝性水肿等）也有所不同。因此,当患者出现水肿时,应根据水肿的形成部位与原因来具体分析病情,这对治疗的原则、方法与预后都有十分重要的意义。

1. 水肿的起始部位

肾性水肿没有明显的体循环动力学障碍,也不受重力效应的体位影响。因此,在大量体液滞留使细胞外液增长之后,首先分布于组织间压较低,尤其是皮下组织间压很低和皮肤伸展度很大的部位,比如眼睑或面部,后来才扩散到全身。静脉血压和毛细血管流体静压是引起心性水肿的决定性因素。由于受重力的影响,水肿最易出现在低垂部位,如足部,尤其是足踝部,若久卧于床,下肢水肿减退,但背部皮下水肿开始明显。随着心力衰竭的加重,静脉压继续增高,其他部位的毛细血管流体静压也随之增高，水肿部位随之扩大。肝性水肿与肝局部血流动力学的特点有关，由于肝静脉区和门静脉区的毛细血管流体静压显著增高，超过了体位和重力效应对低垂位的影响，因此形成腹水的速度要比其他部位明显，而其他部位的水肿并不明显。

2. 临床特点

肾性水肿的患者会出现蛋白尿、低蛋白血症、高血压等症状；心性水肿会出现心率增快、肝瘀血、颈静脉怒张等症状；肝性水肿会出现肝硬化、腹壁静脉曲张、血管痣等症状。

水肿的程度与肾脏损害程度有必然的联系吗

有些患者看到身上的水肿越来越严重，就误认为肾脏的损害也越来越重，由此背上了沉重的思想负担，这非常不利于病情的恢复。其实，许多因素都可以引起肾性水肿，主要的原因有：

（1）肾小球滤过率下降，但肾小管重吸收功能相对正常，由此出现球－管失衡状态。

（2）肾素－血管紧张素－醛固酮系统激活导致水、钠潴留。

（3）大量蛋白质丢失导致血浆胶体渗透压降低，水分从血管内溢出。

总之，水、钠潴留和水分过多地进入组织间隙是造成肾性水肿的根本原因。

在有些慢性肾脏损害的情况下，尽管肾组织已被严重破坏，但是肾小管重吸收水分的能力降低得更明显，肾小管的重吸收能力比肾小球滤过率更差,没有水、钠潴留,患者反而不会出现水肿或水肿症状很轻。而某些出现肾脏损害但病情不太重的肾病综合征患者,肾脏的病理改变仅为微小病变,以基底膜损害的电荷屏障为主,但由于大量白蛋白的损失,会使患者的血浆胶体渗透压下降,水分移向组织间隙;同时,由于水分外移,血容量下降,激活肾素－血管紧张素系统,会导致水、钠潴留,从而使患者出现严重的水肿,并伴有胸水、腹水或心包积液。这种情况经过激素等药物的治疗,病情很快就会康复。

综上所述,虽然引起肾性水肿的根本原因是水、钠潴留和水分移向组织间隙,但由于产生水肿的侧重点不同,水肿的程度也不一样,而这种程度与肾脏病变的程度并没有必然的联系。所以,当患者出现水肿时,不必盲目地担心病情恶化。

急、慢性肾炎

什么是急、慢性肾炎

急性肾炎是以急性起病,血尿,高血压,水肿,并常伴少尿为临床特点的肾小球疾病。本病以儿童及青少年发病率为最高,是一种感染后抗原抗体免疫复合物引起的肾小球无菌性炎症。慢性肾炎多见于成年人,可由多种原因引起。它是具有进行病理改变的慢性肾脏炎症,病情逐渐发展,最终将发展为肾功能不全。慢性肾炎是一个自身免疫病,凡病情迁延不愈,超过 1 年以上者,均可称为慢性肾炎。

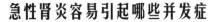

急性肾炎容易引起哪些并发症

急性肾炎通常伴有多种并发症，如果能及早发现征兆并及时治疗，对于急性肾炎患者恢复健康将有积极的意义。急性肾炎容易引起的并发症包括：

（1）急性充血性心力衰竭。在儿童患者中，急性左心衰竭可成为急性肾炎的首要症状，如不及时进行诊断和抢救，会导致患儿死亡。患者如果突然出现气促、咳嗽、胸闷等症状，应及时就医。

（2）高血压脑病。肾病常伴有血压升高症状，血压升高则可导致高血压脑病。常见的症状为剧烈头痛及呕吐，继而出现视力障碍、意识模糊、嗜睡，并可发生阵发性惊厥或癫痫样发作。血压得到控制之后，上述症状迅速好转或消失，没有后遗症。

（3）急性肾功能衰竭。在急性肾炎的急性期，肾小球内膜细胞及内皮细胞大量增殖，毛细血管狭窄或毛细血管内凝血，患者尿量进一步减少（少尿或无尿）。蛋白质分解代谢产物大量滞留，可导致尿毒症综合征。

（4）继发性细菌感染。由于机体抵抗力降低，容易继发感染，最常见的是肺部和尿路感染，此时应及时治疗，以免加重病情。

早期急性肾炎容易和哪些疾病混淆

急性肾炎的早期症状容易与一些疾病相混淆，为了准确判断病情，达到最佳治疗效果，可参照以下疾病症状：

（1）感染期尿异常。当患者受到细菌、病毒，尤其是乙型溶血性链球菌感染时，约有 1/3 的患者会出现轻度镜下血尿、少量尿蛋白和管型，但没有水肿和高血压；感染得到控制后，尿检查指标就可以恢复正常。

（2）发热性蛋白尿。这种现象可出现在任何发热性疾病中。在发热期间，尿中可查出蛋白和管型，不过红细胞较少，不会出现水肿和高血压。退热后，蛋白尿就会消失。

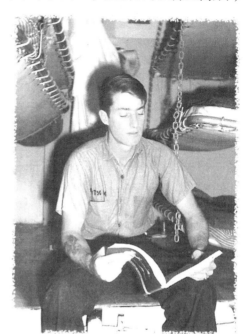

（3）运动后尿异常。在进行剧烈的运动，如游泳、长跑、急行军等，或过度劳累后，会在数小时内出现尿异常，如血尿、蛋白尿甚至是管型尿，但休息 1～2 天后（最多 1 周）即可恢复正常。在发生尿异常的同时没有水肿及高血压（个别人可有暂时性高血压）的发生。

（4）局灶性肾小球肾炎。症状一般出现在感染期间（急性肾炎则出现在感染后 2 周左右）。局灶性肾炎以血尿为主，蛋白尿较少；感染治愈后，患者尿检查指标即可恢复正常，预后良好。与轻型急性肾炎相比仅有尿变化，相似之处在于都没有水肿和高血压。

（5）狼疮性肾炎。系统性红斑狼疮引起的肾损害有时会表现出类似急性肾炎的症状，常伴有皮疹、脱发、光过敏、关节痛及心、肝、肺、脑和其他器官的病变，并出现发热、白细胞降低，化验抗 SM 抗体或 DNA 抗体及抗核抗体呈阳性。

（6）原发性肾病综合征。急性肾炎伴有肾病综合征表现者易与原发性肾病综合征相混淆。原发性肾病综合征的特点是会出现大量蛋白尿（≥3.5克／日）和低蛋白血症，没有血尿；而急性肾炎带有并发症的特点为有血尿，大多不会出现低蛋白血症。

（7）急性肾盂肾炎。发生急性肾炎时如果出现尿道、膀胱黏膜和肾脏充血水肿就会引起膀胱刺激症，类似急性肾盂肾炎。但是急性肾盂肾炎有发热、血尿、白细胞增多等症状，并且没有明显的水肿、高血压等症状，尿中也没有红细胞管型。

（8）妊娠毒血症。这种病主要发生在妊娠中晚期，患者会出现水肿、高血压、蛋白尿和管型尿，严重时还可发生高血压脑病，尤其在妊娠最后2个月时症状更为明显。主要区别是缺乏血尿，而且肾功能多为正常，眼底可见视网膜动脉痉挛、出血、渗出等变化，产后绝大多数患者即可恢复正常。

慢性肾炎会出现哪些后果

慢性肾炎如果治疗不及时或措施不当，就会使病情不断发展为尿毒症期，这时就会出现全身水肿、贫血、皮肤瘙痒、恶心呕吐、电解质紊乱、酸中毒、血肌酐和尿素氮升高等情况。

肾盂肾炎

什么是肾盂肾炎

肾盂肾炎是指肾盂的炎症，此症大都由细菌感染所引起，一般还伴有下泌尿道炎症，因此临床上不易严格区分。根据临床病程及疾病，肾盂肾炎可分为急性及慢性两期，慢性肾盂肾炎是导致慢性肾功能不全的重要原因。

急性肾盂肾炎的主要症状是什么

处于育龄期的妇女多会发生急性肾盂肾炎。患者主要出现腰痛、尿频、尿急、尿痛等膀胱刺激症，并伴有发热、畏寒、头痛、恶心、呕吐等全身症状。检查时在肾区会有压痛及叩击痛，血液化验会出现粒细胞数升高和血沉加快，通常不会出现高血压和氮质血症的症状。

应注意的是，一些急性肾盂肾炎有膀胱刺激症而全身感染现象不明显，与膀胱炎的症状很相似，临床上有时很难区别，常常要借助实验室检查，才能得出正确的诊断。

慢性肾盂肾炎会出现哪些症状

慢性肾盂肾炎是指由细菌感染所引起肾盂肾炎和肾间质的慢性炎症，多数由急性肾盂肾炎未能及时治疗转化而来，其症状表现复杂，轻重不一。

有的无明显症状，只表现出细菌尿和尿中有少量的白细胞和尿蛋白；有的只表现出疲乏感、不规律低热、腰酸，轻度食欲不振，或仅出现血尿或高血压等；有的患者有长期反复发作尿路感染的病史，有时可出现急性尿路感染症状，并会出现食欲不振等消化道症状。

慢性肾盂肾炎发展到晚期会出现肾小管功能减退、肾小管性酸中毒、坏死性肾乳头炎、肾周围脓肿等并发症。

肾小球肾炎

什么是肾小球肾炎

肾小球肾炎又称肾炎,有急性和慢性之分,是以肾小球损害为主的变态反应性炎症,是一种较为常见的肾病。肾小球肾炎临床表现主要有蛋白尿、血尿、水肿和高血压等。由于肾小球肾炎早期症状并不明显,易被人们忽视。

如何通过症状判断是否患急性肾小球肾炎

急性肾小球肾炎简称急性肾炎,多发生在冬春季节。因为此时易发生上呼吸道感染、咽炎、扁桃体炎,由病毒感染引发急性肾炎。其主要症状为起病较急,多在咽痛或上呼吸道感染后 1~2 周发病,会出现血尿、蛋白尿、少尿、水肿、高血压和氮质血症等。急性肾炎在各个年龄段均可发病,但以学龄期儿童较为多见,儿童还会出现食欲减退、疲乏无力、头痛、心悸、气促,甚至抽搐等症状,而成年人多无明显的全身症状。

急性肾小球肾炎属于良性自限性疾病,一般经数天到数周的正规治疗,绝大部分患者都能痊愈。

慢性肾小球肾炎有哪些症状

慢性肾小球肾炎(简称慢性肾炎)是由多种病因引起的一种肾小球疾病,主要症状为蛋白尿、血尿、水肿、高血压和肾功能不全,病情轻重不一。

多数患者首先会出现水肿,病情较轻者会在早上起床时眼睑和面部微肿，午后下肢稍有水肿，经休息后短期内即可消退。有的患者会以血压增高为主要症状，若病情发展较快，血压升高后会伴有头胀、头痛等，严重者还可出现心律不齐、心力衰竭。

慢性肾炎发展到后期，患者多出现贫血症状，这主要是由于肾实质受损伤、红细胞生成素生成减少及营养不良所致。贫血的严重程度与肾脏病变及肾脏功能减退成正比。由于患者的临床表现不尽相同，其治疗和预后也存在着一定的差异。

怎样区别急性与慢性肾小球肾炎

很多人可能会认为，慢性肾小球肾炎（简称慢性肾炎）是由急性肾炎发展而来的，其实这种认识是不对的。在大多数情况下，慢性肾炎和急性肾炎是两种不同的疾病。

大多数慢性肾炎从一开始发病就是慢性肾炎，这是根据肾小球病理改变的类型来决定的，比如肾小球毛细血管内增生、膜性肾病、膜增殖性肾炎、局灶节段性肾小球硬化等病症。只有很少一部分慢性肾炎是由急性肾炎发展而来的，因为大多数的急性肾炎都可通过治疗痊愈。只有病理改变超过1年，尿蛋白仍存在，急性肾炎才会转变为慢性肾炎；虽然有些患者的临床症状消失了，但病理改变没有治愈，也会在多年后转为慢性肾炎。

什么是隐匿性肾小球肾炎

隐匿性肾小球肾炎是原发性肾小球疾病中常见的一种临床类型。该病在临床上没有明显的症状，仅会出现持续性轻度蛋白尿和（或）复发性或持续性血尿,故又称无症状性蛋白尿和（或）血尿。

引起隐匿性肾小球肾炎的病因可能是链球菌或其他细菌、病毒、原虫的感染。该病的病程长短不一,长者可达数十年,不过肾功能可以保持良好。此类患者的预后大多良好,病程虽然较长,但多数属于非进行性,部分患者可以自愈,只有少数患者的病情缓慢恶化导致肾功能衰竭。因此,一般不认为该病属预后较差的慢性肾炎。

间质性肾炎

什么是间质性肾炎

间质性肾炎又称小管间质性肾炎,是一组多种不同原因引起的以肾间质炎症为主要病变的肾脏疾病,是一些主要影响肾间质（包括肾小管、血管和间质）的疾患的总称,由于间质性肾炎几乎都有肾小管受累,因而近年多以"肾小管－间质疾病"来替代间质性肾炎这个名称。根据病因和病程的不同,可分为急性和慢性两类。

引发间质性肾炎的因素有哪些

间质性肾炎发病的原因主要有药物过敏、感染、尿路梗阻、代谢性疾病、肿瘤、环境因素、放射因素等。

急性间质性肾炎有哪些主要症状

急性间质性肾炎主要是由感染、药物过敏、急性缺血或

中毒引起的,特征为肾功能急剧减退。主要症状为:

（1）急性感染。表现为恶寒、发热、腰痛、败血症、细菌性心内膜炎等严重感染症状。

（2）药物过敏。表现为皮疹、发热、关节痛,可在应用药物过程中出现。

（3）肾脏异常。表现为腰背痛、肾区叩击痛、少尿、血尿,以及不明原因的肾功能突然改变,轻者为短暂肾功能下降,重者可出现尿闭或急性肾功能衰竭。

慢性间质性肾炎会出现哪些症状

慢性间质性肾炎主要是因尿路梗阻的复杂性,由慢性肾盂肾炎、代谢性免疫性疾病及药物所引起的。特征为起病隐匿,肾功能减退逐渐发生。早期以肾小管、间质损伤为主,晚期会出现肾小球滤过率降低、肾小球硬化。主要的表现症状为:

（1）肾脏酸化功能障碍。出现肾小管中毒,儿童会出现发育不良或肾性糖尿或氨基酸尿。

（2）肾浓缩功能障碍。主要表现为多饮、多尿、口干烦渴,甚至出现肾性尿崩。

（3）肾脏保钠功能障碍。主要表现为缺钠和低容量、低血压等。

（4）肾乳头坏死。会出现肉眼血尿、腰痛,尿中偶尔会有坏死细胞。

（5）肾功能不全。主要表现为厌食、恶心呕吐、高血压、贫血,血肌酐和尿素氮升高。

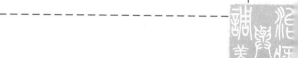

高血压肾病

什么是高血压肾病

高血压肾病是指由原发性高血压引起的良性肾小动脉性肾硬化（又称高血压肾小动脉硬化）和恶性肾小动脉性肾硬化。

高血压肾病早期常有哪些症状

高血压肾病早期的主要症状有夜尿增多，随后出现蛋白尿，个别患者还会出现短暂性肉眼血尿，但没有明显的腰痛，常合并为动脉硬化性视网膜病变、冠心病、心力衰竭等症。

高血压肾病的特点是什么

高血压肾病的特点是：病程发展较慢，多数患者表现为肾功能长年轻度损害和尿常规异常，少数患者会慢慢发展为肾功能衰竭。如果是恶性高血压患者，其舒张压超过 16 千帕（即 120 毫米汞柱），则会伴有明显的心脑并发症、血尿及肾功能进行性减退。

为什么高血压肾炎、糖尿病肾炎都会导致肾纤维化

肾纤维化是肾脏在对抗慢性损伤（肾炎、高血压等疾病）、修复组织的过程中，细胞外基质成分在肾脏中过度增生与沉积，由纤维组织代替正常肾组织的过程。它会导致慢性肾功能不全，最终发展为肾功能衰竭。当变态反应引起肾部炎症，细菌感染造成肾脏炎症损伤时，纤维就会增生以对抗炎症损

伤,使肾脏反复、持续出现慢性的损伤与修复状态,从而使促纤维化因子过度生成,最终形成肾纤维化。患有高血压肾病、糖尿病肾病、泌尿道阻塞性肾病都会引起肾纤维化。

肾纤维化对肾脏的损害较大,患者应注意保护肾脏功能,同时配以合理的药物治疗,抑制促纤维化因子或增强抗纤维化因子的作用,防止肾纤维化,避免发展至肾功能不全或尿毒症。

乙肝肾炎

什么是乙肝肾炎

乙型肝炎病毒相关性肾炎简称为乙肝肾炎。它是由乙肝病毒与机体产生相应的抗体结合形成的免疫复合物在肾小球内沉积而引起的一系列肾脏疾病。按照病理分类,可分为膜性肾炎和膜性增殖性肾炎。

乙肝肾炎会出现哪些症状

通常患者在发病前或发病时,已受到乙肝病毒感染或有乙型肝炎病史。乙肝表面抗原、乙肝 e 抗原或乙肝核心抗体持续呈阳性或乙肝脱氧核糖核酸曾多次呈阳性,或伴有氨基转移酶升高,有血尿、水肿、高血压等肾炎表现或肾病综合征表现。

乙肝肾炎有什么特点

该病没有典型症状,常伴有肝脏肿大,病情多变,起病时以肝炎为主,逐渐会转化为以肾病表现为主,没有一定的规律。血清补体正常或降低,循环免疫复合物阳性,有的可以在肾小管内皮细胞中发现乙肝病毒,通过肾穿刺活检或免疫电镜可进一步确诊。

由于该病对糖皮质激素及细胞免疫抑制剂都有耐药性,所以多数患者通过药物治疗的效果不够理想,久病可发展为慢性肾功能不全。不过,这种病有一定的自限性,部分患者经护肝调理和积极的对症治疗,症状可以减轻并逐步消失。

什么是过敏性紫癜肾炎

过敏性紫癜是一种免疫性的全身中小血管炎,这种病对肾脏的损害称为过敏性紫癜肾炎。主要表现为单纯性尿检异常(血尿最常见)或典型的急性肾炎综合征、肾病综合征,甚至肾功能衰竭。该病多发于儿童,成人患者较少。此病患者多有上呼吸道感染或应用药物、接触异种蛋白质等病史。本病的主要症状为:

① 在四肢远端、臀部、下腹部会对称分布出血性紫癜。

② 近一半的患者会出现游走性关节疼痛,部分患者会出现腹痛、呕吐、恶心及黑便。

③ 出现血尿,并伴有不同程度的蛋白质尿、水肿和高血压。

④ 少数患者会出现急进性肾病综合征或肾病综合征,肾功能急剧减退。

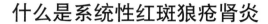

什么是系统性红斑狼疮肾炎

系统性红斑狼疮肾炎多发于中、青年女性。轻度患者主要表现为无症状蛋白质尿，没有水肿或高血压；多数患者会出现蛋白尿，红、白细胞尿、管型尿或肾病综合征，并伴有水肿、高血压、肾功能减退、夜尿增多等症状。大多数患者会有发热、关节炎、皮疹等肾外表现；少数患者起病快，肾功能迅速恶化，并会迅速影响浆膜、心、肺、肝、造血器官及其他脏器，并伴有相应的临床反应。

什么是 IgA 肾病

IgA 肾病又称为 Berger 病、IgA – IgG 系膜沉积性肾炎或 IgA 系膜性肾炎等，是常见的原发性肾小球疾病，发病率较高，患者多以儿童和青年为主，男性居多。主要症状为：反复发作性肉眼血尿或镜下血尿，并伴有系膜 IgA 广泛沉淀、系膜细胞增多、基质增生等。研究表明，这种病不是良性疾病，约有 1/5 的患者会在 10 年内发展成为慢性肾功能衰竭，不过发展的快慢有个体差异。

什么是肾囊肿

肾囊肿主要分为两种。一种是单纯性肾囊肿，即肾脏内出现单独一个充满液体的囊，具体的发病原因目前尚不明确。单纯性肾囊肿大多无症状，只有在变得很大（直径超过10 厘米），引起侧腹或背部疼痛时，才会有症状出现。不过，单纯性肾囊肿发展成恶性肿瘤,这种情况却很少发生。还有一种肾囊肿是遗传性疾病,叫多囊肾。患有多囊肾时,患者两侧肾脏都会产生许多大小不一的囊肿。在大多数情况下,多囊肾是没有症状的,不会造成严重的后果,偶尔会出现血尿或引起肾盂肾炎反复发作。在极少数情况下,囊肿过多会取代肾组织,从而引发慢性肾功能衰竭。

肾结石

什么是肾结石

在我国,肾结石多发病于南方,男性为主要患病群体,病因较复杂。肾结石在人体内的左、右侧发病率几乎相同,结石的位置通常位于肾盂内。

患肾结石的症状是什么

肾结石的主要症状为:

(1)上腹部或肾区疼痛,若结石较大会引起肾积水,出现隐痛或钝痛;若结石较小,则会在肾盂或肾盏内移动引起绞痛。

(2)出现镜下血尿或肉眼血尿,肾绞痛后症状更加明显。

(3)感染后会出现脓尿,引起肾积水后可触到肿大肾脏。

(4)若结石梗阻双侧肾盂出口处,则会引起无尿或肾功能不全。

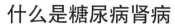

什么是糖尿病肾病

糖尿病肾病多是指由于糖尿病患者糖代谢异常引起肾小球硬化,并伴有尿蛋白质超标的病症。患者多有糖尿病病史,当出现早期糖尿病肾病时,没有任何临床表现,而80%的患者会在10年内发展为临床糖尿病肾病,主要症状为水肿、高血压。如果出现持续的蛋白尿,并伴有食欲不振、恶心、呕吐、贫血,则说明已出现慢性肾功能不全,严重时可出现腹水、胸水等症状。

肾病综合征

什么是肾病综合征

所谓综合征不是单一某一个疾病,而是很多疾病共同组合起来,共同临床特征组合起来的一组疾病,叫综合征。通常情况下,很多原因都可以引起肾病综合征,概括起来主要分为原发性和继发性两大类。由这两种类型引起的肾病综合征虽然有共同的临床表现,但在病因、治疗方法上却存在明显差异,因此都需要进行进一步诊断。

肾病综合征主要症状是什么

肾病综合征的主要症状为可出现大量蛋白尿,并由此引发低蛋白质血症、高脂血症和水肿。其中,水肿是最明显的症状,但程度不一,一般从眼睑部或下肢踝部开始,逐渐蔓延全身。严重者会出现全身水肿,包括头面部、会阴(阴囊及阴唇)、腹壁、腰背部、双下肢及胸水、腹水等。

原发性肾病综合征发病原因是什么

原发性肾病综合征主要由原发性肾小球疾病所致,主要包括:

(1)微小病变性肾病。多见于儿童及青少年人群中,特点为起病隐匿,出现肉眼血尿。

(2)膜性肾病。多见于35岁以后,特点为起病隐匿,病变发展缓慢,容易发生肾静脉血栓,极少见肉眼血尿。

(3)膜增殖性肾病。多发病于30岁以前。特点为起病急,几乎所有的患者都出现镜下血尿,肾功能呈进行性减退,约1/3患者伴有高血压。

(4)系膜增生性肾炎。多发于青少年人群中,特点为起病隐匿(少数也可急性发作),多伴有血尿,以镜下血尿为主,同时伴有轻、中度高血压。

(5)局灶性节段性肾小球硬化。多见于青少年人群中,多数患者的病情特点都是隐匿发病,多表现出肾病综合征,其次是镜下血尿,肾功能呈进行性减退。

哪些情况会引起继发性肾病综合征

导致继发性肾病综合征的原因较多,主要为:

(1)系统性疾病。如系统性红斑狼疮、混合性结缔组织疾病、干燥综合征、类风湿关节炎、多动脉炎。其中,系统性红斑狼疮肾病多见于年轻女性,主要症状为多器官损害,如关节疼痛、发热、面部呈蝶形红斑、肝脏及心血管系统病变等。血液中可以找到红斑狼疮细胞,血浆球蛋白质明显升高。

（2）代谢性疾病。如糖尿病、肾淀粉样变、多发性骨髓瘤、黏液水肿。其中，糖尿病肾病多发于病史较长的糖尿病患者，比如糖尿病视网膜病变，就常常与肾脏损害相伴发生。而肾淀粉样变主要发生于中年以上的人群，患者往往已存在慢性炎症或慢性化脓性疾病病灶。

（3）过敏性疾病。如过敏性紫癜、药物（青霉胺、毒品海洛因、驱虫剂等）过敏、毒蛇咬伤、花粉和其他过敏原致敏等。其中，过敏性紫癜肾炎多发于青少年，发病多与呼吸道感染有关，冬季较为常见，主要症状为血尿。

（4）感染性疾病。如梅毒、疟疾、血吸虫病、亚急性心内膜炎等。

（5）肾毒性物质。如汞（有机、无机）、铋、金、三甲双酮。

（6）恶性肿瘤。如霍奇金病、淋巴细胞性白血病、癌肿。

（7）遗传性疾病。家族遗传性肾炎、先天性肾病综合征。

（8）其他病症。如妊娠毒血症、肾移植慢性排斥反应、原发性恶性肾硬化、肾动脉狭窄等。

虽然引起肾病综合征的原因较多，不过临床上常见的只有少数几种，如系统性红斑狼疮肾炎、糖尿病肾病、肾淀粉样病变、过敏性紫癜肾炎等。

肾结核

什么是肾结核

肾结核是泌尿系统结核中最主要的一种。该病多起源于肺结核，有少数起源于骨、关节结核。当原发病灶的结核杆菌经血行进入肾脏时，会在肾皮质形成多发性微结核病灶。如果人体免疫力低下，则可发展为肾髓质结核，即临床结核。在泌尿系结核中，肾结核是最为常见并最先发生，以后由肾脏蔓延至整个泌尿系统。因此，肾结核实际上具有代表着泌尿系结核的意义。

哪些人群易患肾结核

肾结核多发生在 20～40 岁的青壮年人群中，男性约占患者总数的 2/3。90% 的肾结核为单侧性。肾结核多数起源于肺结核。

肾结核会出现哪些症状

肾结核在早期往往无明显症状，只有在尿液检查时才可发现异常，如尿液呈酸性，含少量蛋白质，有红、白细胞，可查到结核杆菌。主要症状有：

（1）血尿和脓尿。这种情况较为常见。血尿可为肉眼或显微镜下血尿，常与尿频症状并发，多为终末血尿，由膀胱结核所致。少数病例可由肾内病变引起全程肉眼血尿。

（2）尿频、尿急和尿痛。肾结核的尿频症状发生最早，进行性加重，并且消退最晚。少数病例可由输尿管病变导致早期闭塞。

（3）肾区疼痛和肿块。肾结核通常不会出现明显的腰痛。在晚期形成结核性脓肾或病变延及肾周围时会出现侧腰痛。另外，并发对侧肾积水时可能出现对侧腰痛。

（4）全身症状。通常不明显。晚期肾结核或合并其他脏器活动性结核时可出现低热、盗汗、消瘦及贫血等症状。

检查肾结核的方法通常有尿液检查、膀胱镜检查、X 线检查、B 型超声检查和同位素肾图检查。

肾结核易与哪些类型的膀胱炎相混淆

肾结核主要应与膀胱炎和血尿进行鉴别诊断，它们的不同之处是：

（1）非特异性膀胱炎。经常突然发生，而且反复发作、时轻时重，血尿常与膀胱刺激症同时发生；而由肾结核引起的结核性膀胱炎往往从尿频开始逐渐并持续加剧。相同点是两者血尿都是膀胱刺激症后一段时间出现，但有时也可合并为非特异性感染，这类患者占 20% ~ 60%，其中最多见的是大肠埃希菌感染。

（2）其他。由尿道梗阻性病变引起的膀胱刺激症均在排尿困难以后发生，多数伴有非特异性感染。膀胱结石性膀胱炎在排尿时可有尿线突然中断，并伴有尿道内剧烈疼痛。膀胱肿瘤膀胱刺激症都在长期无痛血尿以后出现，此时肿瘤已有浸润波及邻近三角区，而肾结核血尿多在长时间尿频以后，在终末出现血尿。

何谓肾绞痛

肾绞痛又叫输尿管绞痛，通常为突发性、间歇性或阵发性、持续性的剧烈疼痛，常常由肾结石、输尿管结石引起肾盂或输尿管平滑肌痉挛，以及管腔急性部分梗阻所致。疼痛可局限于腹、腰、背部，也可向下腹部传导，甚至到达会阴部、大腿内侧。疼痛发作时患者会出现面色苍白、全身冷汗、脉搏快

肾
病
的
治
疗
与
调
养

速且微弱，甚至血压下降等症状，并常常伴有恶心、呕吐和腹胀。肾绞痛发作时间从数分钟到数小时不等。一旦痉挛或梗阻解除，绞痛症状可自行缓解。绞痛症状缓解后患者常常处于极度虚弱状态，并常有多尿和血尿出现。

何谓肾积水

尿液能否正常排出，都取决于尿路管道是否通畅。如果尿路任何部位的管道出现狭窄、阻塞或神经肌肉的正常功能紊乱，尿液通过时就会出现障碍，造成尿流梗阻。梗阻以上部位因尿液排出不畅而压力增高，管腔扩大，最终会导致肾脏积水、扩张，肾实质变薄，肾功能减退。若双侧梗阻，则会导致尿毒症。简言之，尿液在肾脏内瘀积的量超过正常容量时，即为肾积水。引起肾积水的尿路梗阻可分为急性和慢性两类，急性梗阻可使肾脏在短时间内功能完全丧失，肾积水的症状不很明显；而慢性梗阻可使肾脏积水超过1000毫升。肾积水一旦并发感染，若梗阻不及时解除，就会加速破坏肾脏，形成恶性循环，甚至发展为脓肾。

肾功能不全

什么是肾功能不全

肾功能不全可由多种原因引起。当肾小球遭到严重破坏，就会使身体在排泄代谢废物和调节水、电解质、酸碱平衡等方面出现紊乱。慢性肾功能不全是各种肾脏疾病发展恶化的结果。由于氮质血症程度较轻，病情没有慢性肾功能衰竭严重，如果能积极调治，便可使病情缓解。也有一部分患者是由于感冒或劳累后，出现乏力、恶心或上腹部不适、水肿等症状，到医院进行检查时才发现患有慢性肾功能不全。

慢性肾功能不全与肾功能衰竭、氮质血症、尿毒症有何不同

慢性肾功能不全，有人把它概括为慢性肾脏疾病的全过程，也就是从肾功能开始受损到完全衰竭，即包括肾脏尚有代偿能力到完全丧失功能的各个阶段；也可以认为慢性肾功能不全发生在失代偿阶段的早中期，而慢性肾功能衰竭则是整个肾功能不全的失代偿期阶段。氮质血症是生化名词，不管是由何种原因引起的，只要血中尿素氮或肌酐超出正常范围，均可称为氮质血症。尿毒症一词最早是由人们认为"尿潴留在血中"会引起中毒而来，用以描述肾功能衰竭的综合征，但随着医学的发展，人们意识到尿毒症是肾脏疾病终末期的表现，其发生机制不是"尿潴留在血中"。终末期肾脏疾病是病理解剖学名词，也称萎缩肾，这时的肾小球、肾小管已经大部分或全部被破坏，肾脏已完全丧失原有的生理功能。

肾功能衰竭

什么是肾功能衰竭

肾功能衰竭是肾脏功能低下的总称。极度的肾功能衰竭，就是终末期肾病，也就是俗称的尿毒症。尿毒症可有急、慢性之分。急性肾功能衰竭可引起急性尿毒症；慢性肾功能

衰竭也可引起慢性尿毒症。两者在临床上表现极相似。

急性肾功能衰竭的症状是什么

急性肾功能衰竭是指由各种原因引起的急性少尿（每日尿量少于400毫升）或无尿（每日尿量少于100毫升），含氮代谢废物排出急剧减少，出现氮质血症以及水、电解质和酸碱平衡紊乱，并且产生一系列循环、呼吸、神经、消化、内分泌、代谢等功能变化的临床综合征。它包括肾前性、肾实质性和肾后性等各种原因引起的急性肾功能衰竭及其并发症。

慢性肾功能衰竭的症状是什么

慢性肾功能衰竭（即慢性肾衰）是指由于各种病因引起肾脏排泄、分泌及调节功能减退直至衰竭的一种临床综合征。肾功能不全失代偿阶段可统称为慢性肾功能衰竭。引起慢性肾功能衰竭的病因比较复杂，病因中以慢性肾炎最为常见，其次是慢性肾盂肾炎、系统性红斑狼疮肾炎、肾小球动脉硬化和多囊肾等，少见的有结石、肿瘤、前列腺增生和尿道狭窄等。

慢性肾功能衰竭患者为何会出现性功能障碍

当患有慢性肾功能衰竭时，有些女性患者会出现月经不规则或闭经、性欲减退、乳房增大或乳房疼痛、压痛等症状；有些男性患者则会出现性成熟延迟、阳痿、睾丸萎缩、精子减少等症状。这些都是性功能障碍的表现，其原因主要是由于患者体内激素出现异常，血液中的催乳素明显升高而引起的。此外，如果患者情绪低落或抑郁，也会影响性功能。患者出现性功能障碍时，应主动把病情告诉医生，通过医生指导与用药使病情早日改善。

小儿急性肾炎

什么是小儿急性肾炎

小儿急性肾炎多发于夏秋季节，以学龄前儿童最为常见。小儿急性肾炎多在上呼吸道感染、皮肤感染、猩红热等先驱感染发生后 1～4 周发病，临床症状轻重不一。轻者没有明显症状，或是仅有镜下血尿、少量蛋白尿及轻度眼睑水肿；少数患儿会出现少尿、水肿、血尿及高血压等症状；部分严重患儿会出现心力衰竭、急性肾功能衰竭、高血压脑病、头痛、呕吐、昏迷等症状。一般认为，小儿急性肾炎的预后良好，有 85%～95% 的患者可获得痊愈。部分肾小球的病理改变持续时间较长，少数会发生硬化性改变。伴有肾病综合征的患儿预后不良。急

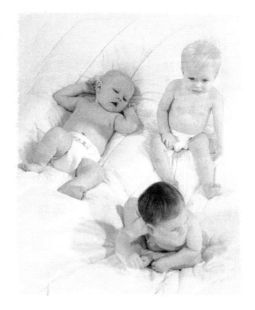

性肾炎早期出现氮质血症，通常对预后影响不大。

小儿急性肾炎的并发症主要是由于血容量增加导致循环瘀血所致的急性心力衰竭，其次是高血压脑病。不过，随着医学技术的发展，急性肾炎并发高血压脑病的现象已明显

减少。

小儿急性肾炎为何会引起高血压脑病

小儿急性肾炎会引起少尿、水肿，从而造成体内水、钠潴留，使血压升高。如果小儿血压突然急剧升高，很可能导致脑血管痉挛、脑出血和脑水肿。主要的症状为剧烈头痛、呕吐，并可出现视力障碍、意识模糊等症状，甚至有可能出现阵发性惊厥、抽搐。如遇这种情况，通常采用降压、利尿、脱水的方法进行治疗，可使病情即刻得到缓解。

尿毒症

什么是尿毒症

尿毒症是各种肾病发展到晚期共有的临床综合征，是进行性慢性肾功能衰竭的终末阶段。在这一时期，患者身体的各个系统都会出现相应的症状。

尿毒症会影响身体的哪些系统

（1）消化系统。体内堆积的尿素排入消化道，在肠内经细菌尿素酶的作用形成氨，会刺激胃肠黏膜引起纤维素性炎症，甚至形成溃疡和出血，出现尿毒症性口腔炎、胃炎、肠炎、结肠炎等，症状包括厌食、恶心、呕吐、口中有尿味、腹痛、腹泻、应激性溃疡等。

（2）心血管系统。高血压的发生率高，心律失常，心功能不全，心力衰竭可引起肺水肿，严重者可发展为心包填塞。

（3）造血系统。有显著的贫血与出血倾向，贫血程度不一，出血倾向可表现为牙龈出血、鼻腔出血、皮肤瘀斑和胃肠道出血。

（4）神经系统。中枢神经受到损害，早期表现为头痛、乏力、烦躁、严重失眠、双足及小腿灼痛，发展到后期会出现惊厥、意识障碍或昏迷等症状。周围神经病变可表现为肢体麻木、肌无力、肌张力下降等。

（5）呼吸系统。由于贫血及酸中毒，患者的呼吸常加快加深，呼气中有氨味，严重者会出现尿毒症性肺炎、胸膜炎等。

（6）皮肤。皮肤会出现黑色素沉着，皮肤上有尿素霜，并伴随干燥、瘙痒症状。此外，皮肤与黏膜常有瘀斑和化脓性感染。

止痛药性肾病

什么是止痛药性肾病

当人体患有某些疾病时，多数都伴随有难耐的疼痛。为了缓解疼痛，止痛药便应运而生。如果对症适当地服用止痛药，确实能消除机体的不适；但如果滥用止痛药，则会引起消化道黏膜溃疡、胃出血、血小板减少性紫癜和支气管哮喘等。严重者还会出现肾乳头坏死或间质性肾炎，甚至导致肾功能衰竭。由这种情况引起的肾病，医学上称为止痛药性肾病。发病的主要人群在 50 岁左右，女性的发病率较高。

止痛药性肾病有什么特点

止痛药性肾病的发病较缓慢，起初出现尿多、夜尿多、口渴等症状，早期会出现无菌性脓尿，这是由于变性坏死的肾乳头脱落所致。当肾乳头坏死后，容易合并急性尿路感染，患者会出现发热、畏寒、腰痛、尿急、尿痛、尿频等膀胱刺激症，并可引起败血症，诱发感染中毒性休克。一些患者会出现血压轻度增高、并发性高血压或急性心力衰竭，不过少有水肿的现象。因此，在治疗疾病的过程中，一定不要滥服止痛药。

怎样防止止痛药性肾病的发生

在服用止痛药时应多饮水，以增加尿量，提高药物的溶解度，通过减少结晶析出来达到避免肾组织受损的目的。如果需要长期服用止痛药，则应定时进行泌尿系统检查，一旦出现异常，可以早发现，早治疗，防止止痛药性肾病的发生。

中医认为哪些症状是肾虚的表现

肾的精、气、阴、阳虚衰不足，即称为肾虚。分为肾阴虚和肾阳虚，肾阴指肾的器质，肾阳指肾的功能。肾功能出现障碍，可能是肾阴虚造成，也可能是肾阳虚造成。因此，补肾前应查明原因，对症下药。肾虚主要症状为：

（1）肾精不足。表现为智力减退、健忘、失眠、面色无光、目周发黑、动作迟钝、下肢无力或萎弱、腰膝酸软、未老先衰、阳痿等，青少年则发育迟缓。

（2）肾气虚。主要表现为精力不足、二目无神、腰膝酸软、容易感冒、遗精、滑精、遗尿、尿频、排尿无力或不畅等。

（3）肾阴虚。主要表现为形体消瘦、口渴咽干、盗汗、耳鸣耳聋、腰部酸疼、小便黄赤、舌红少苔等。

（4）肾阳虚。主要表现为怕冷、手脚冰凉、易受风寒、多汗、食欲不振、阳痿、精（宫）冷不育、小便不利、水肿、腰冷酸痛等。

应当注意的是，各种肾虚都以肾精亏虚为中心。也就是说，各种肾虚都会伴随肾精不足的症状。由于病情不同，患者可能会出现多种症状。

肾病的
诊断、治疗及预防

人体正常的排尿功能受意识和神经的支配,当膀胱充盈到一定程度的时候,内压开始上升,发出的冲动经脊髓排尿中枢传到大脑皮质从而使人产生尿意。

自我诊断肾病的一些方法

肾病早期会有哪些征兆

患者如果能够注意到肾病的一些早期症状，及时到医院进行检查，就可以做到早发现、早治疗。平时可以按如下几方面来进行观察：

（1）水肿。早上起床后会发现眼睑或面部水肿，到中午时会消退。若劳累过度，则会加重，休息后可减轻。严重的水肿会发生在身体的低垂部位，如双脚踝内侧、双下肢等部位。

（2）高血压。由肾病引起的高血压与其他高血压一样，也会出现头痛、头昏、眼花、耳鸣等症状，为了准确起见，要经常测量血压。

（3）腰痛。肾脏部位会出现酸痛不适或持续性钝痛。

（4）尿量过少或过多。尿量出现异常，不论是增多还是减少，都有可能是肾脏病变引起的，尤其是夜间多尿更应引起注意。

排尿异常可能由哪些情况导致

人体正常的排尿功能受到意识和神经的支配，当膀胱充盈到一定程度的时候，内压开始上升，发出的冲动经脊髓排尿中枢传到大脑皮质从而使人产生尿意。正常人可以控制排尿，一昼夜排出的尿量为 1500～2000 毫升。通常情况下，白天排尿 4 次或 5 次，夜间不排尿或排尿 1 次。如果出现了下列情况，就是排尿异常的表现。

（1）尿频、尿急、尿痛。尿频是指排尿次数增多，想尿而又尿不多；尿急是指排尿感急迫，想尿立即就要尿，常常会因来不及而尿裤子；尿痛是指排尿时带有疼痛感。当 3 种情况同时出现时，即为"膀胱刺激症"。这表明膀胱内有结石、炎症、肿瘤等疾病，有时也是肾脏出现病变的表现。

（2）尿少。24 小时尿量少于 400 毫升。主要是由严重脱水、肝硬化、心力衰竭、肿瘤压迫、肾功能不全、尿路梗阻所引起的。

（3）多尿。24 小时尿量超过 2500 毫升以上。暂时性多尿是由饮水过多或充血性心力衰竭水肿患者服用利尿剂引起的。病理性多尿主要是由内分泌障碍如糖尿病、尿崩症，肾脏疾病如慢性肾炎后期、急性肾功能衰竭或精神性多尿等造成的。

（4）排尿困难。如果在排尿的时候需要等待或排尿时间延长，尿流无力，甚至需用手用力按下腹部才可将尿排尽，每次排尿需要几次才可以完成，就属于排尿困难。这可能是由于前列腺增生、尿道狭窄或膀胱结石等引起的机械性尿路梗阻；也可能是由神经性疾病所引起的，如糖尿病的并发症、脊

肾病的治疗与调养

髓病变等,此时通常会伴随便秘或肛门括约肌松弛等症状。

（5）尿潴留。尿液大多滞留于膀胱而不能排出。这主要是由尿道损伤、尿道狭窄、尿路结石及前列腺疾病引起的。此外，长期卧床者、服用某些药物或患神经系统疾病也会出现这种情况。

（6）遗尿。指睡眠时不能控制排尿。多数情况下与心理因素有关，少数是由于泌尿系统出现异常所致，如膀胱内有结石、尿道外口狭窄等。

（7）血尿。血尿是指尿内红细胞异常增多，情况严重者呈血尿。不过并不是所有呈红色的尿液都是血尿，食用了某些食物或药物也能使尿液呈微红色、黄红色或褐色，如大黄、利福平、四环素等。

（8）浊尿。当尿液呈碱性时，会导致尿中草酸盐、磷酸盐沉淀，从而造成尿液混浊。此外，脓尿、蛋白尿、乳糜尿也属浊尿。

怎样通过尿味来判断所患疾病

正常的新鲜尿液由于含有挥发性的芳香酸，因此具有一种微弱的特殊芳香；放置后的尿液会因尿素分解而产生氨臭味。如果新鲜的尿液出现异常气味，则应引起注意。

（1）氨臭味。新鲜尿液出现氨臭味，表明患者可能患有慢性膀胱炎及尿潴留。

（2）蒜臭味。新鲜尿液呈蒜臭味，表明患者可能是有机磷中毒。

（3）烂苹果味。新鲜尿液呈特殊的烂苹果味，表明患者可能患有糖尿病酮症酸中毒。

（4）粪臭味。新鲜尿液呈粪臭味或腐臭味，表明患者可能患有膀胱直（结）肠瘘或膀胱阴道瘘。

（5）特殊的臭味。苯丙酮尿症患者的尿中因含有苯丙酸，也会带有特殊的臭味。

此外，某些食物或药物如缬草制剂、艾类等也会使尿液带有特殊的气味。

导致尿色异常会是哪些原因

尿液来源于血液，正常的尿呈淡黄色、透明状，如果尿色出现异常，则说明泌尿系统或是其他器官可能出现病变，应及时到医院进行相关的检查。

（1）红色。多为血尿或血红蛋白尿。此外，服用酚酞后尿会呈粉红色，服用汞溴红或食用某些富含色素的食物后尿液也可呈红色。

（2）黄褐色。多为胆石症、胆囊炎、黄疸型肝炎或发热性疾病所致。此外，服用大黄、维生素 B_2 等药物也会使尿液呈黄褐色。

（3）乳白色。多为乳糜尿，常见于泌尿系统脓性疾病，如肾盂性肾炎、肾脓肿等。

（4）绿色。多为严重绿脓杆菌败血症或由急性传染病所引起，如霍乱、斑疹伤寒等。此外，服用亚甲蓝、靛玉红或胆红素后排出的尿液如放置时间过长，就会氧化成胆绿素，使尿液变绿。

（5）黑色。在患有溶血性疾病、恶性肿瘤疾病，或酪氨酸代谢有缺陷时,尿液可呈黑色。

如果出现了上述某种情况,患者应根据具体情况到相应的科室进行检查。比如,尿液呈红色、乳白色、黑色,不论是否疼痛,都应到泌尿科就诊;尿液呈黄色或黄褐色,伴有右上腹阵痛、呕吐、发热,应到普外科就诊;尿液呈深黄色或黄褐色,伴有皮肤发黄、腹胀、食用油腻食物不适等,应到肝病科就诊;尿液呈黑色,伴有乏力、头晕、面色苍白或有输血史的患者,应到血液科就诊。

尿路感染会是哪些情况引起的

尿路感染的方式主要有下列4种:

（1）上行感染。大多数的尿路感染都是由上行感染引起的。通常情况下,人体膀胱以上的尿路没有细菌生长,后尿道也是无菌的,前尿道虽有细菌寄生,但是尿道黏膜本身具有抗菌性,且经常由尿液冲洗,一般不易致病。女性的尿道口靠近肛门,且尿道短而宽,尿道口又经常受到阴道分泌物的污染,因此更容易发生上行感染。

（2）血行感染。多见于新生儿或金黄色葡萄球菌败血症所引起的血行性肾脏感染。病菌会通过血液进入肾脏,从而引起肾盂肾炎。

（3）淋巴道感染。由于下腹部和盆腔器官的淋巴管与肾周围的淋巴管有很多是相通的,升结肠与右肾之间也有淋巴管相通,因此,当发生盆腔器官炎症、阑尾炎或结肠炎时,细菌就可从淋巴道感染肾脏。不过,这种感染途径虽具有理论上的可能性,但在临床上却很少见。

（4）直接感染。外伤或邻近肾脏的器官发生感染时，细菌会直接侵入肾脏引起感染。这种情况也较为少见。

人体在什么情况下会产生蛋白尿

正常人的尿液中会含有极微量的蛋白质，如果在常规检查中尿蛋白质呈阳性，则说明尿中的蛋白质量超标，出现了蛋白尿。出现蛋白尿的情况主要有以下几种：

（1）肾小球性蛋白尿。正常情况下，肾小球的滤过膜能限制血浆中的大分子蛋白质滤过，只能使一些极小的分子滤过。如果患有各种肾小球疾病、肾血管病、肾淀粉样变、糖尿病肾病等，都会使肾小球滤过膜通透性增加，出现以白蛋白质为主的蛋白尿。

（2）肾小管性蛋白尿。在正常人的肾小球滤过液中，会有95%的蛋白质被肾小管重吸收回血液，如果患有间质性肾炎、止痛药性肾病、慢性镉中毒引起的肾小管损伤及各种先天性代谢缺陷等疾病，均会使肾小管吸收蛋白质的能力下降，从而出现蛋白尿。

（3）溢出性蛋白尿。血中的异常蛋白质可以经肾小球滤出，如果溢出量太多，肾小管不能将其完全吸收，就会出现蛋白尿。

（4）分泌性蛋白尿。肾脏自身分泌出的含有蛋白质的物质也会进入尿中，如果肾脏分泌的蛋白质增多，也会引起蛋白尿。当患有肾小管－间质性炎症及肿瘤时，含蛋白质的分泌物也会进入尿中，从而产生分泌性蛋白尿。

（5）组织性蛋白尿。正常的尿液中含有少量的可溶性组织分解的代谢产物，属于小分子量蛋白质，患任何疾病都会使这些蛋白质的量增加。

通常所说的蛋白尿多指肾小球性蛋白尿和肾小管性蛋白尿。在实际病例中，通常会存在两种以上的蛋白尿。

功能性蛋白尿是怎样产生的

功能性蛋白尿，是指健康人偶尔出现的暂时性、轻度、良性的蛋白尿症状。这种蛋白尿通常发生于运动后或发热时，也常见于高温作业、过度寒冷、情绪紧张、交感神经高度兴奋等应激状态。功能性蛋白尿的主要特点是，如果诱发因素消失，蛋白尿的症状也会随之消失。

人在进行长时间的剧烈体力劳动或激烈运动后，体内的尿蛋白质排泄便会增加，影响肾小管对蛋白质重吸收的能

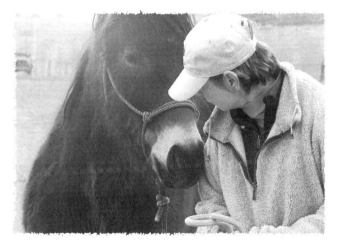

力，这在临床上被称为运动性蛋白尿，也属于功能性蛋白尿。运动性蛋白尿多发于青少年，通常在休息后就可立即消失。这种蛋白尿发生的程度与运动量、运动强度和持续时间有着密切关系。功能性蛋白尿的成分以白蛋白为主，这种蛋白尿并不能反映肾脏有实质性的病变，因此不能视为肾脏疾病。

直立性蛋白尿是怎么回事

直立性蛋白尿又称体位性蛋白尿,是在直立位或腰部前突时出现的蛋白尿。主要特点为清晨在卧位时尿蛋白质排泄量正常,但起床活动后就会逐渐出现蛋白尿。长时间直立、行走或活动时,尿蛋白质就会增多。平卧休息后可转阴性。24小时平均尿蛋白质含量一般小于 1 克。

直立性蛋白尿通常可分为间歇性和持续性两种。间歇性蛋白尿多见于生长发育较快的青少年,通常会有循环系统不太稳定的表现,如体位性低血压及指端发绀。间歇性的体位性蛋白尿的预后良好。近期研究发现,少数患有持续性蛋白尿的患者,存在轻微的肾小球病变,因此持续性的体位性蛋白尿一般预后较差。

直立性蛋白尿是良性、暂时的状态,并没有肾脏病变的存在,不过也有少数是肾脏疾病的早期表现。因此,患有直立性蛋白尿的患者要及时进行认真详细的检查,在平卧后尿蛋白质检查阴性时才能考虑直立性蛋白尿的可能,并且需经过长期的临床观察才能明确有无肾脏疾病。

儿童尿液呈乳白色是否就可断定患有肾病

当家长发现宝宝的尿液呈现淘米水样的乳白色时,就会不由得担心宝宝是否患肾病,但是当到医院进行检查后,却一切正常。这是怎么回事呢?

这种情况多是由于宝宝尿液中某种成分增多出现沉淀造成的。比如,绿叶蔬菜如菠菜、苋菜等,某些水果如香蕉、橘子、柿子等，都富含草酸盐和碳酸盐，宝宝食用这些蔬菜和水果后，就会使尿中的盐分增多，当这些物质随小便排出体外时，遇冷就易结晶，使尿液变混浊。遇到这种情况，只要让宝宝多喝些开水或适当地多摄取维生素 C，几天后症状就可消失。

如果是病理性的乳白色尿液，则可能是因为肾脏或尿道感染所引起的脓尿，也可能是由丝虫病导致淋巴管阻塞所引发的。所以，家长应注意，如果在忌食此类食物后，宝宝尿液颜色依然如此，则应到医院作仔细地检查，及早防治肾脏疾病。

运动性血尿是怎么发生的

尿液中出现红细胞就称为血尿。正常人的尿液中红细胞数量极少，即使在运动后大部分人尿液中的红细胞数也不会增加。但是有少数人在运动后，其尿液中的红细胞数会超出正常范围，出现暂时性的镜下血尿，仔细检查后却查不出具体原因，这种情况即称为运动性血尿。

运动性血尿多发生在运动员身上，尤其以男性居多，多见于长跑、跳跃后。运动性血尿一般不影响身体健康，预后良好。也有一部分可能是隐匿性肾病患者，需要在休息、感冒、腹泻后检查尿常规，以便及时发现病情。

确诊肾病需做的检查及注意事项

确诊肾病为什么要做各项化验

首次进行关于肾脏的检查时常需要做各种化验，比如尿常规、尿蛋白质定量、尿红细胞计数、尿微量蛋白质等。进行化验是为了明确肾脏是否存在病变或损害。当明确肾脏有疾病时，还要通过"乙肝三系"、自身抗体、免疫球蛋白等化验来确定是否为继发性肾病。在明确肾脏的功能，即肾小球、肾小管的功能后，还要进行尿渗透压、内生肌酐清除率等化验。而在治疗的过程中，为了掌握药物的功效，还需要进行多次检查。因此，患者应积极配合医院作好各项检查，以争取早日康复。

哪些主要指标能反映肾功能状况

能够反映肾功能状况的主要指标有以下几个方面：

（1）血肌酐。测定血肌酐是判断肾脏功能是否衰竭的重要指标。血肌酐受到饮食的影响较小，能更好地反映肾小球的功能。同时，对于判断肾部病情的轻重及预后，血肌酐指标也有着重要的临床意义。

（2）内生肌酐清除率。内生肌酐清除率（Ccr）可客观地反映肾小球的滤过功能，其正常值为每分钟80～100毫升。当Ccr为每分钟50～70毫升时，则说明患者处于肾功能不全代偿期，没有临床症状；当Ccr为每分钟20～50毫升时，则说明患者处于肾功能不全失代偿期，表现为乏力、轻度出血、食欲减退；当Ccr为每分钟10～20毫升时，则说明患者处于肾功能衰竭期，表现为贫血、代谢性酸中毒等；当Ccr小于每分钟1毫升时，则说明患者已经发展为尿毒症，酸中毒明显，全身各系统中毒严重。

（3）血尿素氮。血中尿素氮（BUN）是人体蛋白质的代谢终产物。血中尿素氮虽可以反映肾小球的功能，但只有当肾小球滤过率下降到正常值的一半以下时，血尿素氮才会显示出异常。此外，血尿素氮容易受其他因素影响，所以在判断肾小球的功能时，不如血肌酐准确。当血尿素氮大于8.9毫摩／升时，则说明出现了氮质血症。

（4）尿比重和尿渗透压。临床上常用尿比重和尿渗透压来测定远端肾小管的浓缩和稀释功能。当尿比重或尿渗透压过低时，则说明远端肾小管浓缩功能减退。此外，尿比重对于区别糖尿病和尿崩症有一定的作用，因为这两种病都有多尿的症状。当患有尿崩症时，抗利尿激素缺乏，则尿比重很低。当患有糖尿病时，胰岛素缺乏，过量的血糖会从尿中排出，葡萄糖浓度过大，尿比重增高。

（5）尿酚红排泄试验。酚红会在碱性条件下呈红色，是一种对人体无害的染料。由于注射到静脉的酚红大部分都由肾小管分泌而出，因此可作为检查远端肾小管功能的试剂。

静脉注射后15分钟时的酚红排出值较有临床价值。当肾小球疾病使肾血流量减少时，酚红排泄也会减少，两者成正比关系。

（6）肾图。通过肾图可以了解总肾功能、两侧肾功能和血液供应情况、分侧上尿路通畅情况和上腹部肿块，可以作为肾脏病鉴别诊断的依据，并可用于监测肾移植。

做尿液检查有什么用

尿常规检查包括哪些项目

尿常规检查是临床上一项非常重要的检查，如果尿检异常，则说明肾脏健康出现了问题。尿常规检查一般包括以下几个方面：

（1）尿色。正常尿液的颜色主要是由尿色素决定的。人体每天正常的排尿量大体相同，尿量的多少决定着尿色的深浅。正常的尿色呈无色或淡黄色。药物、食物、血液和色素均会对尿色造成影响。

（2）透明度。正常的尿液应是透明的，女性的尿液可稍见混浊。尿液如果放置时间过长，就会出现轻度混浊。

（3）酸碱度。正常的尿呈弱酸性，或者呈中性或弱碱性。尿的酸碱度多取决于饮食种类、疾病类型及所用药物。

（4）管型。管型是蛋白尿凝聚在肾小管腔中形成的一种圆柱状物质。正常的尿液只会含有极微量的白蛋白质，一般没有管型，或是偶有少量的透明管型。一旦尿液中出现1个管型，则至少说明1个肾单位的状态，这是肾脏疾病的重要

肾病的治疗与调养

肾病的治疗与调养

信号。

（5）蛋白质。正常人每天排出的蛋白质的量在 150 毫克之内，最多不超过 300 毫克，检查时呈阴性。若异常，则多见于肾小球肾炎、急性肾功能衰竭、肾病综合征、高血压性肾病等。

（6）细胞。在检查过程中，尿液中的白细胞、红细胞和小圆形上皮细胞具有重要的意义。正常尿液中含有少量的白细胞，如果含有大量的白细胞，则说明泌尿道有化脓性病变，如尿道炎、膀胱炎、肾盂肾炎等。正常尿液中可偶见红细胞，若大量出现，则是由肾脏出血或尿路出血等原因所致。正常尿液中，偶见少量的脂肪变性的小圆形上皮细胞，若上皮细胞增多，则说明患有肾小球肾炎，若小圆形上皮细胞增多，则说明肾小管出现病变。

（7）尿比重。正常尿液的比重在 1.015 ～ 1.025 范围内，婴幼儿的尿比重会稍低。尿比重会受年龄、饮水量和出汗的影响。由于尿比重的高低与肾的浓缩功能有关，所以可以以这一指标来判断肾功能是否正常。

（8）尿糖定性。正常尿液中含有微量的葡萄糖，范围在 0.1 ～ 0.3 克，最高不可超过 0.9 克，检查应呈阴性。若患有糖尿病、肾性糖尿病或甲状腺功能亢进，则会使检查呈阳性。

怎样留取尿液标本

尿常规检查对于人体肾脏某些疾病的预防与治疗有着重要意义。但是，检查时未采取正确的方法来采集尿样本，就会影响到准确的检查与诊断。因此，在留取尿标本的时候，应注意以下几方面：

（1）清洁、新鲜。要保证收集尿液的容器干净清洁，避免不洁物质污染尿液；尿液应新鲜，若尿标本放置时间过长，则会影响检查的效果。

（2）尿标本清洁。女性要注意清洁外阴，不能将白带混入，否则尿中会出现大量的多角形上皮细胞。

（3）取中段尿。可将排出尿液的过程按时间分为前段、中段和后段，应取中段尿检查，因为前段尿和后段尿易被污染；所取尿液应不少于10毫升。

（4）个别情况宜多次检查。尿路感染者的白细胞尿呈间歇性，宜在多次检查后得出结论。此外，服用抗生素后不宜进行检查，否则会影响检查的结果。

为什么应定期做尿液检查

肾脏病的种类很多，有些可以表现出明显的水肿、肉眼血尿、高血压等症状，而有些则不会有任何明显症状，只有镜下血尿或蛋白尿。如果有明显的症状，自然会引起患者的注意。症状不明显时，就有可能延误病情，造成严重的后果。因此，定期作尿液检查具有重要的意义。

（1）对于正常人来说，尿液检查可以通过检查有无蛋白质、红细胞、白细胞等，来及时判定是否患有肾炎或肾盂肾炎等疾病。

（2）对于曾经患有肾病，已经康复的人来说，定期作尿检，可以及时发现病情是否出现反复。

（3）对于肾病患者来说，尿液检查就更重要了。通过检查尿中的血尿和蛋白尿的增减，可如实反映出肾小球的修复或破损情况。

（4）对于患有糖尿病或高血压的患者来说，定期进行尿液检查，可以及时发现病症是否已经发展到肾脏。

总之，定期做尿液检查，可以起到无病早预防、有病早医治的效果。

尿三杯检验方法有何作用

当检查中出现大量的血尿但是没有肾小球或肾实质病变的表现，尿红细胞出现均一性时，需要进行尿三杯检验，可大致区分血尿产生的部位。

进行尿三杯检验的方法为：取 3 只干净无色的玻璃杯，在持续排尿（尿线不断）的过程中，分别用玻璃杯留取排尿过程中的初、中、末三段尿液进行检查。

如果只有第一杯尿液中有明显血尿，则说明前尿道病变，可能由此处的异物、炎症、肿瘤、结石等引起。如果第三杯（末端尿）中有血尿，则说明可能是膀胱颈部、膀胱三角区、后尿道或前列腺病变，如后尿道急性炎症、前列腺炎等。如果三杯中都有血尿，则说明膀胱颈部以上或上尿路有病变，如原发性或继发性肾小球疾病、结石、肿瘤等。

明确肾脏大小对查明病理有何作用

通过 B 超、CT、腹部平片、磁共振等检查方法，都可以判断出肾脏的大小，不过最合适的方式还是做 B 超检查。观察肾脏的大小变化对于明确患者的病情具有重要意义。

① 对于肾功能衰竭患者来说，通过对肾脏体积变大或缩小的观察，可以判定所患的是急性肾功能衰竭还是慢性肾功

能衰竭。

②通过肾脏大小的变化来判断具体病症。比如患者的两侧肾脏大小不一，则应考虑是否患有先天性肾发育不全、肾结核或慢性肾盂肾炎等。

③慢性肾病患者应每隔 6 个月或 12 个月进行一次肾部检查，配合内生肌酐清除率、肾图等，共同作为判断肾脏损害程度的标准。

做尿路 X 线检查的目的是什么

尿路平片（简称 KUB，包括肾、输尿管、膀胱）可显示肾脏的大小和位置，主要用来查明尿路结石情况。大多数的尿路结石都可被 X 线显示出来，只有某些纯尿酸结石和某些"基质结石"（主要含蛋白质基质）能透过 X 线（也就是说，这些结石在 X 线片上看不到结石影）。肾实质内存在锥形钙质沉着物可诊断为肾钙质沉着，并提示有肾小管酸中毒、肉瘤样病、库欣综合征、甲状旁腺功能亢进或乳－碱综合征。需要时可加摄侧位片和斜位片，以便进一步明确异常阴影与肾脏、输尿管、膀胱的关系。

B 超检查对明确肾病有什么用

B 型超声波对于疾病的诊断有着重要的临床意义，它具有简单、直观、费用低、省时、无痛苦且无放射线等优点，因此在临床上应用广泛。B 型超声波在肾病检查中的作用主要如下：

（1）测定肾脏体积和位置。从肾脏的大小可以判断疾病是急性还是慢性。如果是急性病，则肾脏体积正常或增大；如果是慢性梗阻性肾功能衰竭伴有肾盂积水、肾结核脓肾、中晚期肾结核或多发性骨髓瘤肾损害等，肾脏体积通常会增大；如果是慢性肾小球肾炎等双侧肾实质弥漫性病变进入晚期，或单侧肾血管病变及单肾发育不良，肾脏则会萎缩或缩小。如果肾脏位置发生改变，则可能是游走肾和异位肾。

（2）判断肾肿块是实质性还是囊性。通过超声波检查肾囊肿及多囊肾的准确率为100%，超声波可早于静脉尿路造影来发现5毫米以上的囊肿。

（3）判断肾盂积水。肾盂积水通过B型超声波进行诊断的准确率达90%。如发现单侧肾盂积水，则说明输尿管狭窄、结石、肿瘤及同侧输尿管病变；如出现双侧肾盂积水，则是由膀胱（神经源性膀胱）或尿道梗阻引起的。

（4）检测移植肾的功能。如果移植肾的体积突然增大，则说明有急性排异反应；如果移植后期血肌酐升高，肾缩小，则说明有肾萎缩情况出现。

（5）肾穿刺定位。通过B型超声波选择合适的穿刺点和进针的深度。

（6）B超。通过B型超声波判断肾结石假阳率较高。对肾肿瘤、肾结核的诊断只能作为参考，即使B超结果显示没有异常，也应通过其他手段确诊是否患有肾结核。

（7）检测膀胱残留尿量。在排尿后马上进行B超检查，计算出膀胱残尿量，有利于神经源性膀胱的诊断。可查出膀胱内占位性病变（附膀胱壁的血凝块或肿瘤），不过灵敏度和特异性较差。

肾病患者为什么会出现血沉增快的现象

血沉是指红细胞在血液中下沉的速率。正常的血沉速率成年男性为0~15毫米/小时,成年女性为0~20毫米/小时。血沉增快多出现于肺结核(处于活动期)、肺炎、贫血、白血病、恶性肿瘤、肾病综合征、急性肾炎、慢性肾炎等病症,并不是某种疾病的特殊症状。出现血沉增快主要原因有:

(1)大量的蛋白质流失。蛋白质大量流失会导致血液中的血浆蛋白质比例变化,增加了红细胞间的聚集力,使红细胞下沉加快。

(2)血胆固醇增高。血胆固醇增高会影响红细胞表面的电荷分布,从而使红细胞聚集下沉。

(3)患有肾炎时体内产生的抗体。这些抗体会吸附于红细胞上,与血循环中的抗原相结合,容易使红细胞下沉。

肾病患者出现血沉增快必有一定的原因,比如慢性肾炎患者的血沉增快,说明病变正处于活动期;肾病综合征患者的血沉增快,说明病情正在好转。

肾穿刺活检

哪些患者适合进行肾穿刺活检

肾穿刺活检是一种创伤性检查,但是对肾脏的损伤很小。通常在B型超声波导向定位下进行穿刺,比较安全和准确。通过肾穿刺活检可以确定肾小球疾病的病理类型,使医生可以根据病理类型选择正确的治疗方案并判断预后。在下面的情况下,患者可以进行肾穿刺活检。

（1）肾病综合征。一般是为患有此病的成人进行肾穿刺,可明确疾病的类型,确定治疗方案。

（2）结缔组织病。各种结缔组织病对于肾脏的累及率不同,疾病的发展速度与预后也不同,可以通过肾穿刺来确定具体病理类型。

（3）急性间质性肾炎。急性间质性肾炎在临床上很难与各种疾病引发的急性肾功能衰竭相区别,而通过肾穿刺则能明确作出诊断。

（4）原因不明的血尿。如果频繁发生血尿,在排除下尿路因素,经过尿路造影及膀胱镜检查不能确定原因时,可以进行肾穿刺。

（5）原因不明的蛋白尿。如果患者的尿蛋白质量经常在1克/日以上,或是伴有红细胞和管型,或肾功能下降,则可通过肾穿刺来确定原因。

（6）肾移植手术后。如果患者在肾移植后发生了排异反应或是类似排异的反应,则应通过肾穿刺来判定是否需要摘除移植肾。

（7）其他疾病。如果患有急性肾炎综合征、妊娠期肾病、糖尿病性肾病等,都可通过肾穿刺来进一步明确病情。

哪些患者不宜进行肾穿刺活检

通过肾穿刺可以确定肾小球疾病的病理类型,从而选择合适的治疗方案,但也应明确哪些患者不宜进行肾穿刺,具体为下列情况:

（1）慢性肾功能衰竭患者进行肾穿刺的风险较大,容易发生出血现象,严禁进行此项检查。

（2）对侧肾功能不良时,为了防止并发症的发生,使肾功能丧失而导致肾功能衰竭,应避免进行肾穿刺。

（3）出现孤立肾、肾动脉瘤时,为了防止大出血,不宜进行肾穿刺。

（4）当发生肾肿瘤、肾囊肿、肾积水、肾脓肿、肾感染性病变时,为了防止肿瘤和炎症的扩散,没有必要进行肾穿刺活检。

（5）出现恶性高血压、贫血、有明显的出血倾向、精神异常、全身衰竭的患者,不宜进行肾穿刺。

肾穿刺活检后要注意哪些事项

患者进行肾穿刺活检后,家人在照顾患者的时候一定要注意以下几个方面:

（1）用沙袋垫压患者的腰部,用腹带紧扎穿刺部位帮助止血。

（2）患者要卧床 24 小时,在术后的 3～4 小时内应处于仰卧,不要翻身。

（3）当患者没有出现明显的腰痛和血尿一整天后,才可以下床,并可除去沙袋和腹带,但不宜进行过多的运动。

（4）让患者多喝水,以促进血凝块排出体外。

（5）注意观察患者的尿量和颜色,如果出现血尿、少尿或无尿,应及时与医生联系。如果患者在床上不会排尿,应及时进行临时导尿。

肾穿刺活检容易产生哪些并发症

肾穿刺活检对于肾脏的损伤很轻微,不过仍存在一些并发症,应引起注意。

（1）血尿。这是肾穿刺活检中最常见的并发症。通常大多数患者会出现镜下血尿,肉眼血尿的发生则与穿刺的损伤程度有关。血尿一般会在 5 天内自动消失,无须进行特殊处理,对患者的肾脏也没有影响。

（2）感染。穿刺后发生感染,多与操作时无菌处理不严格有关。因此,在进行肾穿刺时,一定要严格消毒,掌握正确的操作方法,并且可以合理服用抗菌药来预防感染的发生。

（3）腰痛。多数患者会在肾穿刺后出现同侧腰痛或不适,一般可在 3～5 天内消失,个别患者症状持续时间较长。

（4）低血压。这种情况主要是由于出血或是肾病综合征患者血容量不足引起的。

（5）肾周围血肿。由于肾脏供血丰富,肾周围的压力较低,因此容易在穿刺后出现渗血,形成无症状的小血肿。这种情况发病率较低,一般可在 3 个月后消失。

（6）组织损伤。通常,肾穿刺对肾组织的损伤甚少,但由于穿刺点定位不准确,也可能伤到肝、脾、肠管或胆囊,从而引起相关的并发症。

（7）少尿或无尿。少尿者常伴有低血压,调节血压后尿量会增多。有的患者因血块梗阻,会出现肾绞痛,待血块排出后,症状即可消失。

尿蛋白质检测

什么是尿蛋白质定性试验
尿蛋白质定性试验作为一项初步的理化检查,对于肾脏疾病的诊断和疗效观察有一定的临床意义。目前运用范围最广的是醋酸加热法、磺柳酸法和试纸法。

（1）醋酸加热法。主要原理为加热后可使蛋白质凝固变性形成白色混浊，加酸以消除，使尿液酸化，消除磷酸盐形成的白色混浊物，使灵敏度变高，提高了试验的准确性。

（2）磺柳酸法。主要是通过磺柳酸与蛋白质反应，形成不溶解的蛋白质盐沉淀。当结果呈阴性时，可视为尿中没有蛋白质。这种方法灵敏度较高，适合于工作量大的实验室，但要避免干扰因素，防止出现假阳性。

（3）试纸法。利用尿蛋白质与某些染料相结合而产生的颜色变化来测定蛋白质含量，颜色越深表示蛋白质的含量越高。这种方法操作简便易学，仪器便于携带，适用于基层普查。

应注意的是，无论选用哪一种方法进行尿蛋白质定性检查，都必须避免假阳性或假阴性结果的出现。

怎样用试纸检测尿蛋白质含量

尿蛋白质试纸法是利用尿蛋白质与某些染料相结合所产生的颜色变化来测定尿蛋白含量。尿蛋白质试纸上含有恒定 pH 值的指示剂，受试尿样品与试纸上指示剂染料可在恒定 pH 值条件下产生颜色反应，变色范围为"黄色—绿色—蓝色"，可与标准颜色比较。

使用时将试纸浸入尿液，湿透后取出，1分钟后观察试纸颜色，并与标准色相比较，就能得出测定结果。需要注意的是，取出试纸后，应立即把瓶塞盖紧，保存在阴凉干燥的地方。

这种方法的好处在于受干扰的因素较少，方便快捷，可使患者随时对病情有所了解。

肾盂造影

哪些情况不宜进行逆行肾盂造影

逆行肾盂造影是经膀胱将输尿管导管插入输尿管，注入造影剂，使肾盏、肾盂、输尿管显影。静脉肾盂造影时肾盂、肾盏的显示不够理想，或有碘过敏反应的患者，都可以进行这项检查。不过，这项检查痛苦较大，而且容易引发逆行感染，因此多作为选择性检查。有下列情况的患者，不宜进行逆行肾盂造影：

① 出现严重血尿、急性下尿路感染时，不宜进行。

② 伴有严重心血管疾病、尿道狭窄、尿闭、慢性肾功能衰竭等病症的患者，不适合进行此项检查。

③ 患有严重高血压的患者，不宜进行此项检查。

④ 如果怀疑出现恶性肿瘤，并同时伴有出血倾向的患者，禁止进行此项检查。

哪些情况适合进行静脉肾盂造影

静脉肾盂造影（IVP）是临床诊断中常用的一种技术，是由静脉注入含碘造影剂，造影剂通过肾脏排泄，经过肾小球过滤、肾小管浓缩后，从肾集合管排出后而显影，由此来了解肾盏、肾盂、输尿管及膀胱的病变。在造影前必须作碘过敏试验，符合下列情况的患者都可以进行静脉肾盂造影：

① 可能患有泌尿系统疾病，如肾盂肾炎、多囊肾等，在临床检查中发现有异常，需要造影来进一步确诊。

② 腹部或后腹部出现肿瘤，需要进行静脉肾盂造影来详细了解。

③ 某些疾病发生泌尿系统病变，如痛风、糖尿病、高钙血症、淋巴肉瘤等疾病，可进行检查。

④ 出现高血压、贫血、不明原因发热等，如果怀疑是泌尿系统疾病，宜进行检查。

⑤ 希望确定是否有泌尿系统结石出现，也可通过造影来确诊。

哪类患者不适宜进行静脉肾盂造影

下列患者不适宜进行静脉肾盂造影检查：

（1）肾功能衰竭患者体内造影剂浓度低，显影效果差，且造影剂可能对肾脏产生毒性，导致肾功能恶化。

（2）对碘过敏的患者，应在造影前使用脱敏药物。即使碘过敏试验为阴性，也仍有过敏反应的可能，在造影过程中要密切观察。

（3）为了防止 X 线对胎儿发育的影响，孕妇应尽量避免此项检查。处于生育期的妇女，应在月经后 10 天进行造影检查。

（4）多发性骨髓瘤患者在进行静脉尿路造影时，可能发生尿闭，尤其是少尿患者更容易并发尿闭，因此应避免此项检查。

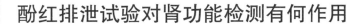

酚红排泄试验对肾功能检测有何作用

由于酚红排泄试验在临床上有较大的实用价值，因此一直为临床常用的肾功能检测项目。正常情况下尿中酚红的排泄量最初 15 分钟大于或等于 25%，30 分钟内大于或等于 40%，120 分钟总排出量大于或等于 55%。当 15 分钟内排出量小于 25%，120 分钟总排出量小于 55% 时，则表示肾功能损害。其具体的临床意义如下：

（1）肾血流量的改变通常可由各种肾脏病变造成。在肾小球滤过率明显降低之前，就能发现酚红排出下降。

（2）不仅肾小管功能损害会使酚红排出下降，若出现其他疾病，如高血压、心力衰竭及显著水肿等，也会使肾血流量改变，继而影响酚红的排泄。

（3）酚红试验还能用来判断尿路病变的情况。当尿路梗阻或膀胱功能出现障碍，发生排尿困难时，酚红的排泄也会受阻。

（4）当肝脏发生病变时，排泄酚红的作用减弱，就会使更多的酚红直接从尿中排出。在这种情况下，120 分钟酚红排出总量高于正常值，但 15 分钟排出值通常不受影响。

（5）当妇女处于妊娠后期时，由于酚红参与胎盘循环和上泌尿道扩张等因素，会使酚红 15 分钟排出量降低。

（6）青霉素、各种利尿剂和静脉肾盂造影剂等药物，可能会与酚红在肾近曲小管通过共同转运系统而分泌，从而影响酚红的排泄。

肾病的临床治疗及注意事项

一般肾病的治疗

肾病患者在看中医前要注意什么

中医是我国的传统医学，肾脏疾病患者需要看中医时，则应根据中医的诊疗手段——望、闻、问、切，作好相应的准备，以便让医生作出准确诊断。因此，肾病患者在看中医前，应注意以下几点：

（1）不要化妆。在看病时，要让中医看到你的真实气色，因此不宜在看病前化妆，比如抹口红、画眼影、涂指甲油等，否则容易掩盖病情，影响诊断，甚至可能诱使医生作出错误的判断。

（2）不要服用某些药物或吃食物。看舌是中医观察患者体内脏器的手段。如果食用了能染舌苔的药物或食物，就会造成诊断误差。比如，食用葡萄、杨梅、橄榄等，会使舌苔变黑；食用蛋黄、橘子、黄连、维生素 B_2 等，会使舌苔发黄；刚喝过牛奶或豆浆的话，就会使舌苔变得白腻；饮用浓茶或果汁后,会使舌苔变红。如果在就诊前食用了这些食物,都会影响中医的正常诊断。所以,患者在就诊前,一定要忌食这些食物,也不要刮舌苔,以保证舌苔真实地反映自己的身体健康状况。

（3）不要喷洒香水或涂抹气味浓烈的护肤品。闻气味也是中医作出诊断的重要手段之一,如果患者在就诊前使用了气味浓烈的护肤品或香水,自然会影响诊断的效果。另外,也要注意避免食用大蒜、葱等气味浓烈的食物。

（4）不可进行剧烈运动。如果在看病前刚进行过剧烈的运动,比如跑步、爬楼梯等,则不宜立即进行诊断。应在休息过后,当脉搏恢复平稳时再诊脉。另外,饱食、饮酒、情绪不稳定等状态都会使脉搏加速,此时诊脉会掩盖真实的脉搏情况,不利于病情的诊断。因此,要避免在这些状态下去看中医。

治疗肾病为什么不可滥用药物

肾脏是人体的重要排泄器官,经由肾脏排出的废物种类多,数量大。药物进入人体后大多是通过肾脏排泄的,如果用药的种类太多、剂量过大,就会加重肾脏的负担。比如四环素、利福平、链霉素、庆大霉素、卡那霉素、新霉素、止痛药、某些抗癌药物等,若应用不当或剂量过大就容易对肾脏造成损害。而肾单位的特点是不能再生,损坏一个就少一个,一旦失去代偿能力,就会表现出肾功能衰竭的症状,其后果非常严重。

有些人认为中药最安全,其实有些中药也有不良反应,少数还存在严重的毒性。特别是中药中的一些具有利尿、活血化瘀作用的药物，以及一些有剧毒的药物，如木通、甘遂、大戟、商陆、蜈蚣、斑蝥、三棱、砒石、雄黄及一些草药偏方等，若使用不当或剂量过大，都会对肾脏造成严重损害。中老年人由于脏器功能衰退，或患有动脉硬化、高血压、糖尿病，若用药不慎更容易对肾脏造成损害。所以当患有肾病时，千万不要自己滥用药物，一定要在医生的指导下服药。

怎样治疗尿路感染

当采集的尿标本进行过细菌培养和尿常规检查确诊为尿路感染后，应立即用抗生素来治疗。一般采用的是短程疗法，1～2周为一个疗程。通常患者可服用的药物有磺胺药、呋喃坦啶、先锋霉素 IV 等药物，如果患者体温升高，全身中毒症状明显，可用氨苄青霉素或庆大霉素等进行肌内注射，或静脉滴注。如果病情较为严重，可以联合使用抗生素；如果效果不明显，可以参考细菌药敏试验结果更换抗生素。

在用抗生素治疗的同时，也可配合服用碳酸氢钠，既可达到减轻或缓解膀胱刺激症的效果，也可协调加强庆大霉素等药物的抗菌作用。当患者尿路感染症状明显时，应卧床休息，以调整机体的状态，增强抗病能力。

疗程结束后，应及时进行复查，若尿中无菌，可以认为感染已经治愈。

治疗尿路感染的用药原则是什么

治疗尿路感染用药的普遍原则为药物毒性小，疗效安全，服用方便，价格适宜，不易产生耐药性。具体的用药原则如下：

（1）针对致病菌用药。要查明致病菌，就应在选用抗生素前作细菌培养和药敏试验，在结果没有出来之前，可选用对革兰阴性杆菌有效的抗生素，因为尿路感染大多数都是由大肠埃希菌等革兰阴性菌引起的。

（2）针对病变部位用药。上尿路感染为肾实质深部感染，需要在尿内和血中都有较高浓度的抗菌药物。下尿路感染通常为尿路的浅层黏膜病变，需要在尿中有高浓度的抗菌药物，如呋喃类药物、庆大霉素等。如果患有肾盂肾炎，则适宜选择杀菌剂，以达到快速灭菌的目的，避免肾实质受到伤害。

（3）避免使用肾毒性药物。由于大多数的药物都要经肾脏排泄，所以在治疗尿路感染时，应避免使用肾毒性药物，对于肾功能不全者更是如此。否则药物容易在体内蓄积中毒，会给肾脏带来进一步的伤害。因此，在选择药物时应综合考虑药物的毒性、在体内的代谢和排泄，以及肾脏功能的状况等。

（4）联合用药。通常应尽可能选择单一用药，如果出现单一药物治疗无效，发生严重感染或混合感染，出现耐药菌株的情况时，可以考虑联合用药，以达到提高疗效的目的。

尿路感染反复发作时应如何治疗

如果尿路感染反复发作，即发现了细菌尿，则必须再次治疗。导致治疗失败的原因通常有以下几种：

（1）使用的抗生素不对症或剂量不足。

（2）细菌已具备了抗药性。

（3）用药时间过短，患者可能在症状消失的几天后自行停止用药，导致病情反复。

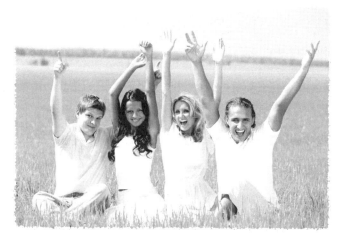

（4）肾脏感染部位的有效药浓度不足，无法消灭感染部位内的细菌，只能起到抑制细菌繁殖和活动的作用，当停止使用抗菌药物后，致病菌重新活跃起来，引起复发。

（5）由于尿路结石等原因，导致尿路梗阻或膀胱输尿管反流等，使病菌残留在体内。此时必须进行泌尿外科手术，只用药物治疗是没有效果的。

（6）致病菌在抗菌药物治疗过程中形成了 L 型细菌。这种细菌对低渗浓度环境有一定抵抗力，一旦停止治疗，L 型细菌就可复原，并导致疾病复发。

总之，尿路感染反复发生，应通过仔细检查后寻找真正的病因，再进行有针对性的治疗。

为什么说急性肾炎患者宜用青霉素进行治疗

在急性肾炎早期治疗中，可以使用青霉素控制感染病灶；但不宜应用青霉素来预防感染，防止急性肾炎的复发。因为青霉素对于肾炎的预后并没有什么作用，更不必说预防肾炎复发了。

选用青霉素治疗的主要原因是：以链球菌为主的急性肾炎致病菌中，都是革兰阳性菌，对青霉素极为敏感。另外，青霉素有预防疾病传播的作用，可以消除肾炎患者各病灶交叉感染的隐患。通常情况下，当病灶细菌培养阳性或有病灶存在时，就适宜积极应用青霉素进行治疗。如果患者对青霉素过敏可用红霉素代替，红霉素对于治疗急性肾炎也有一定的作用。

如何缓解肾炎患者的咽喉肿痛症状

肾炎患者出现咽喉肿痛的现象非常普遍。咽喉肿痛不仅可引发急性肾炎，而且会诱发多种肾小球疾病复发，对于肾炎治疗和康复的影响非常大。扁桃体炎和咽喉炎通常是导致咽喉肿痛的主要原因，因此应采取积极的预防和治疗措施。在预防方面，应注意口腔卫生，保持室内空气的流通，避免说话的时间太长。如果扁桃体炎患者的病情长期不愈，扁桃体失去原有的功能，则应在医生的指导下进行扁桃体的摘除手术。

中医学认为，肾炎患者出现咽喉肿痛，常见的原因有肾阴不足、心火亢盛、肺胃炽热、热毒内蕴、湿热胶结等，可采取养阴清热、祛湿解毒的方法进行治疗。对于一些长期反复性咽喉肿痛或咽喉不适的患者，可以应用一些中成药或是简单验方来治疗，比如取适量胖大海，泡水饮用。

如何缓解慢性肾炎患者的头痛症状

慢性肾炎患者由于血压升高，身体功能受到影响，常会出现头痛、头晕、失眠、记忆力衰退等症状。如果出现水肿、贫血等代谢紊乱，影响中枢神经正常活动的症状，也会引起头痛。

患者出现头痛，会引起烦躁、沮丧等不良情绪，加重心理负担，且不利于正常的休息，会降低机体免疫力。要缓解患者的头痛症状，首先要积极控制高血压。其次应注意利水消肿，补充维生素 B_{12}、叶酸、铁剂，以改善贫血的症状。还可通过按摩、药帽、梳头等方法来缓解头痛。应注意不可过度使用止痛药，否则会加重肾脏损害。

使用激素治疗肾病综合征的原则是什么

肾病综合征患者在使用激素治疗时总的原则为："始量足、减量慢、维持长。"具体原则如下：

1. 初始阶段药量要足

用激素治疗肾病综合征的疗效与剂量有关，初始阶段的剂量一定要足，这样才能起到迅速缓解病情的作用。成人在服用时，可按每天每千克体重 1 毫克来计算；2~13 岁的儿童可按每天每千克体重 1.5~2 毫克计算。使用激素以清晨

1次顿服为宜（病情严重时，可把一天的药量分成3次，稳定后再改为1次服用）。这一阶段一般为6~8周，个别患者可达12周。

2. 治疗阶段要适当减量

（1）持续大剂量应用激素8周时应减少剂量，每周减量为原先每天剂量的10%，成人用量应减至每周5毫克。经过一段时间的治疗，当病情得到一定缓解后，成人激素使用量应减小至每天每千克体重0.5毫克，小儿减至每天每千克体重1毫克。这时可以隔天清晨顿服两天的药量。

（2）如果大剂量的激素很快或在不到6周的时间里就使病情得到缓解，也应用原剂量巩固2周再减量。一般应用激素的时间不能超过3个月，加大剂量和延长疗程都必须慎重。

（3）如果经8周大剂量治疗，病情没有好转甚至出现恶化，则应查明原因，减少药量或暂时停用。

3. 持续治疗阶段药量减至最小

（1）如果在大剂量用药后，病情只得到部分缓解，则可按上述方法减至最小量，服用6个月或更长时间。如果患者的病情通过小剂量持续治疗得到完全缓解，可按原量再服用4周，然后再缓慢、有规律地减量，直到停药。

（2）病情较快得到缓解的患者，可以按上述方法减至维持量，服用4个月或更长时间后可缓慢地减量直到停服。

（3）有些患者的病情虽然在初期就得到完全缓解，但半年内就会复发，甚至在药量减至一定程度时就会复发，这种情况被称为激素依赖，必须重新用激素治疗。具体方法为：将激素用量从常规量减至维持量，持续治疗12~18个月。

使用激素后可能会出现哪些不良反应

在长时间使用激素后，通常会出现多种不良反应，尽管如此，因惧怕这些不良反应而拒绝使用激素治疗，或是在使用过程中擅自停用的做法都是不可取的，这会导致病情反复，对肾病的治疗非常不利。使用激素后可能产生的不良反应主要有以下几种：

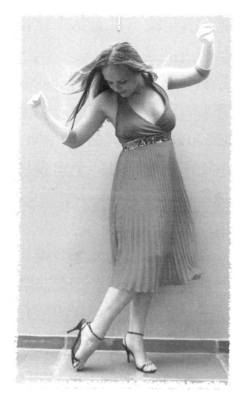

（1）类库欣综合征。长期使用激素会出现医源性肾上腺皮质功能亢进症，主要表现为脂肪、糖类、蛋白质代谢失调及水、钠潴留等各系统的功能紊乱。常见的症状为：满月脸、向心性肥胖、体重增加、皮肤痤疮、多毛、高血压、肌肉萎缩及骨质疏松等。一般停药后症状就可逐渐消退。

（2）诱发或加重感染。使用激素后，会使机体的抵抗力降低，隐匿感染灶扩散，容易发生新的感染。由于抗病能力较低，肾病综合征患者极易并发肺炎、皮肤感染及原发性腹膜炎。在使用激素后，这些感染更易发生。激素还可诱发肾病综合征复发。所以，在使用过程中应预防感染，一旦出现感染症状应立即治疗，但不宜改变激素用量。

还需要注意的是，在用大剂量激素治疗时可能会引起粒细胞增多,粒细胞可上升到(10~20)×10⁹/升,因此,不能一发现粒细胞增多的情况就认为是发生了感染,应对病情加以全面分析。

（3）形成血栓。肾病综合征患者发生血栓的概率原本就比常人高,在使用激素后,这种概率更是大增,尤其是在合并感染时,更容易出现肾静脉血栓。

（4）影响精神状态。长期大剂量使用激素的患者会出现激动、失眠等症状,个别患者还会出现精神障碍。因此,有精神病倾向、精神病和癫痫病史的患者不宜使用激素。在常用的几种激素中,对神经系统的不良反应最大的是地塞米松。

此外,使用激素的治疗过程中还可能出现生长发育障碍、无菌性股骨头坏死等。

如果出现严重的不良反应,需要考虑停药时,一定要慎重,必须缓慢地减少用药量。如果突然停止或猛然减量,轻者会出现激素"反跳"现象,重者则会出现外源性皮质类固醇戒断综合征,甚至出现急性肾上腺皮质功能不全、循环衰竭或昏迷,危及生命。这一点应引起患者和医生的充分重视。

如何减轻使用激素后出现的不良反应

对于肾病综合征患者来说,由于治疗过程中必须使用大剂量激素,且用药时间较长,因此很容易出现各种不良反应和并发症。在运用激素治疗期间,一定要注意做好护理工作,可以起到明显减少不良反应和并发症的效果。患者和家属一定不能忽视以下这些方面:

（1）预防呼吸道感染。上呼吸道感染是引发肾炎的主要诱因,因此应注意预防。主要措施有:注意温度变化;尽量不去人员密集的地方;防止感冒、着凉及各种感染;保持室内空气流通。

(2)预防皮肤和口腔感染。由于使用激素会降低人体的抵抗力,因此当患者的皮肤受损或口腔不洁时,很容易引起感染。主要采取的措施有:保持皮肤清洁,做到勤洗澡及勤洗手、洗脚;防止各种意外情况对皮肤的损伤;注意口腔卫生,如果发现口腔炎症或溃疡时,应及时治疗。

(3)避免过度劳累。如果患者的病情稳定,可以适当进行一些活动,以避免出现高血脂和骨质疏松症。但需要注意运动不宜过量,否则会使病情加重。睡眠时间一定要充足,白天最好有午睡,且不宜超过 1 小时。

(4)注意饮食。饮食方面应注意低盐,蛋白质和热量适量摄入即可,可多吃些对身体恢复有利的蔬菜和水果,也可多喝些菜汤和瘦肉汤,以此来增强患者的体力,提高免疫力。

为什么治疗小儿肾病综合征应慎用激素

小儿肾病综合征以原发性较为常见,主要症状为出现蛋白尿、低蛋白质血症、高胆固醇血症、全身明显凹陷性水肿及肾功能异常等。激素疗法是治疗小儿肾病综合征最为有效的疗法,常用的药物有泼尼松(强的松)等。但应注意的是,长期使用激素,极易使患有肾病综合征的儿童受到感染。比如急性上呼吸道感染、肺炎、皮肤感染、麦粒肿、结膜炎、牙龈炎以及肠道、泌尿系统感染,甚至可能引发结核病灶的扩散。另外,皮质激素的使用通常会掩盖感染性疾病的症状,一旦用药不当,就会使病情加重,甚至有生命危险。

因此,在治疗小儿肾病综合征时,一定要明确激素的不良反应和危害性。最好不要轻易使用激素进行治疗。可以在进行过肾病的相关化验检查,经过一系列病理分析,控制和治愈隐性感染后,再用激素治疗。在治疗期间也要定期进行胸透,检查血常规、尿常规。如果发现感染应立即使用抗生素控制感染,使肾病综合征及早得到治愈。

患肾病的婴幼儿应如何接种疫苗

新生儿出生后,为了预防疾病,必须注射各种疫苗。但如果婴儿患有肾病,那么能否注射疫苗就要视具体情况而定,以防对婴儿的身体造成伤害。

(1)患急慢性肾病的婴幼儿,如果接种疫苗,就会出现各种不良反应,因此不宜打预防针。

(2)患有各种原发性和继发性肾小球肾炎的婴幼儿,如处于发病过程或正在应用肾上腺糖皮质激素和免疫抑制剂治疗,为了防止病情加重,不宜进行预防接种。

(3)如果婴幼儿病情得到控制,在没有应用任何肾上腺糖皮质激素和免疫抑制剂的情况下,可以按期进行预防接种。

肾功能不全患者怎样合理选用抗生素

由于药物多从肾脏进行排泄,所以对于肾功能不全的患者,在选择用药的种类和药量方面就更应慎重,主要应注意以下几点：

（1）没有出现明显感染症状的患者，不宜使用抗生素。

（2）出现感染症状的患者，应根据细菌培养和药敏试验结果有针对性地选择抗生素。

（3）应选用无毒不良反应或毒不良反应较小的抗生素，以避免药物沉积使肾脏受到损害。

（4）使用红霉素、利福平等药物一般情况下不需要调整药量。

（5）使用青霉素类、林可霉素、氯霉素等药物时，应将药量减少到正常剂量的 1/2 或 1/3。

（6）使用氨基苷类、多黏菌素、先锋霉素等药物必须减少药量。

（7）忌用四环素、新霉素等药物。

慢性肾功能衰竭患者为什么宜服用活性维生素 D_3

慢性肾功能衰竭患者容易并发代谢性骨病，主要症状为骨痛、易骨折、软组织钙化、甲状旁腺功能亢进等。同时，也有患尿毒症性心脏病、肾性贫血、皮肤瘙痒等症的危险。

通过服用活性维生素 D_3，可促进肠钙吸收，升高血钙，预防肾性骨病并抑制甲状旁腺功能亢进。不过，服用活性维生素 D_3 对于严重的甲状旁腺亢进症则没有效果，必须通过手术治疗才能痊愈。

肾病患者服用环磷酰胺应注意什么

环磷酰胺是治疗系统性红斑狼疮肾炎、过敏性紫癜肾炎和原发性肾小球疾病的常用药,服用时应注意以下事项:

(1)服用环磷酰胺可能会对造血系统产生影响,主要表现为抑制骨髓功能,使白细胞减少,还会使人体的免疫功能降低,从而增大感染的可能性。因此,在用药前和用药后应注意检查白细胞,并注意御寒,尽量少去人多的地方,以防止感染。

(2)在注射或口服后,通常会有恶心、呕吐、腹泻等不良反应,一般在12小时后即可消失。由于环磷酰胺会损伤毛囊,用药1个月左右会出现脱发症状。

(3)由于环磷酰胺的活性代谢物多从尿液中排出,因此会刺激膀胱黏膜,可能导致出血性膀胱炎,严重时会出现血尿。患者在服药期间应多饮水,促使环磷酰胺代谢产物及时排出体外,避免其在膀胱内滞留时间过长。

(4)个别患者可能出现肝功能损害、出血性溃疡性结肠炎、肾小管坏死以及月经不调、闭经、精子减少等症状。因此,患者在用药期间必须定期检查各项相关的指标。

使用免疫抑制类药物治疗时应注意哪些事项

肾病患者经常要使用一些免疫抑制类药物,对于这些药物会产生怎样的不良反应,以及使用时必须注意哪些问题,患者及其家属必须明确。

(1)常规泼尼松治疗。泼尼松等类固醇激素是治疗肾病时使用最为普遍的药物之一。由于服用的时间较长,会引起多种不良反应。有些患者为了避免药物不良反应而拒绝使用,此时,其家人应严格执行医生的处方,出院后也要让患者按照医生的指导服药,防止各类感染的发生,尤其是条件致病菌的感染,如皮肤丹毒、体癣、败血症、肺结核等。

(2)甲泼尼龙(MP)冲击治疗。甲泼尼龙是用于治疗重症自身免疫性疾病和肾移植抗排斥的常用药物。这种药产生的不良反应较多,比如高血压、水和钠潴留、消化道溃疡与出血,以及各种感染,其感染多为机会性感染。为了将不良反应降至最低,患者应注意个人卫生,保持口腔、皮肤、外阴的清洁,并密切注意体重、尿量、血压、脉搏和大便颜色。

(3)环磷酰胺(CTX)冲击治疗。这种治疗方法对于原发性肾病综合征、系统性红斑狼疮肾炎、系统性血管炎都有较好的疗效。使用时应注意饮食调养及防治感染等。

(4)环孢素治疗。环孢素多用来治疗各种原发性肾小球疾病和系统性自身免疫病。这种药物服用方法严格,不良反应较大,应在医生的指导下正确服药,并要密切观察不良反应。

肾病患者适宜做哪些按摩

按摩是通过各种被动性的手法刺激,引起局部和全身的反应,以达到调节机体功能、消除致病因素的目的的一种疗法。按摩作为一种自然疗法,简单易行,方便实用,不受任何外界条件的限制,具有广泛普及的重要意义。下面我们介绍一些简单易学的肾病保健按摩的方法,患者可以根据自身病情进行选择，如有不明确的穴位，应咨询医生后再进行按摩。

浴面按摩法

方法：① 双手五指并拢、搓热后，将手掌摊开，紧贴面部，跟随双手中指指腹，以鼻翼两旁的迎香穴为起点，沿鼻柱两侧向上推擦，经内眼角、眉头直至前额。② 两手分别向左右两侧横推至两鬓，掌心掩眼而过，再向下经过太阳穴、耳前、面颊，最后返回到鼻翼两旁的起点处。③ 按上述方法反复推按。

功效：祛风散寒、理气通血、醒脑通窍。可用于防治感冒、头痛、神经衰弱等症，非常适宜体虚气弱、易感风寒的慢性肾炎患者使用。

擦鼻按摩法

方法：用两手中指指腹沿鼻梁的两侧上下推擦，由攒竹穴推至迎香穴。

功效：通鼻开窍，有利于防治肾病引起的体虚感冒。

运顶按摩法

方法：五指略微张开，轻置于额上，由前向后沿发间按摩头顶，在此过程中逐渐施力。

功效：疏通气血、散风利湿、清火利肝。可用于防治肾病引起的高血压、头痛、失眠、神经衰弱等症。

腰部按摩法

方法：两手掌搓至手心发热时，分别放到腰部两侧，掌心紧贴皮肤，上下推按，直到产生热感。早晚各做1次。

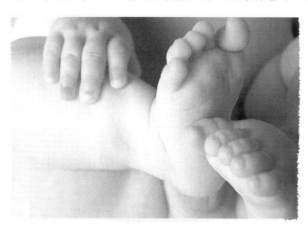

功效：通经活络，补肾壮腰。

脚心按摩法

方法：用温水泡脚后，把双手搓热，用左手心按摩右脚心，用右手心按摩左脚心，以搓热双脚为宜。

功效：益精强肾、滋阴降火，尤其适宜于中老年人的虚热症。

重症肾病的治疗

血液透析

血液透析的原理是什么

血液透析法是血液净化技术的一种，血液透析对于肾功能衰竭患者减轻症状、延长生存期都具有一定的辅助作用。血液透析利用的是半透膜两侧平衡的原理，即当膜两侧的溶质不同时，其渗透浓度也不同，溶质就会从浓度高的一侧通过半透膜移向浓度较低的一侧，而水分会从浓度低的一侧流向浓度高的一侧，最后达到动态平衡。通过这种方式就可以把患者的血液和透析液同时引进透析器，利用半透膜的透析作用，清除血液中蓄积的代谢产物，同时补充需要的物质，纠正电解质、酸碱平衡紊乱。

血液透析法的优点在于感染机会较少，对血管的损害也相对较小。但需要在静脉动脉化后才能使用，否则易引起诸多并发症。它的不足在于，每次透析都必须穿刺血管、使用血泵，频繁穿刺易形成血肿和血管栓塞。

血液透析适用于哪些类型的肾病患者

血液透析法又被称为人工肾，是血液净化术的一种。通常情况下，有以下情况的患者适于进行血液透析：

1. 急性肾功能衰竭患者

（1）无尿或少尿超过 48 小时，伴有高血压、水中毒、肺水肿、脑水肿其中之一的患者。

（2）高钾血症或心电图显示钾离子超过 6.5 毫摩 / 升的患者。

（3）出现尿毒症症状的患者，如恶心、呕吐、意识障碍等。

（4）血中尿素氮超过 35.7 毫摩 / 升（100mg/dl）或每日升高大于 10.7 毫摩 / 升（30mg/dl）的患者。

（5）血肌酐超过 530.4 微摩 / 升的患者。

2. 慢性肾功能衰竭患者

如果不及时进行血液透析，就不能阻止尿毒症并发症的发展，而且时间与成本都会有所增加，所以出现下列情况就可以进行血液透析：

（1）血肌酐大于 884 微摩 / 升（10mg/dl）的患者。

（2）血中尿素氮超过 35.7 毫摩 / 升（100mg/dl）的患者。

（3）内生肌酐清除率小于 5 毫升 / 分，并伴有下列情况的患者：出现心力衰竭或尿毒症性心包炎；难以控制的高磷血症；临床及 X 线检查发现软组织钙化；严重的电解质紊乱或代谢性酸中毒，如钾离子超过 6.5 毫摩 / 升；明显的水、钠潴留，如高度水肿和较高的血压；严重的尿毒症症状，如恶心、呕吐、乏力等。

哪些肾病患者不可以进行血液透析

血液透析虽然没有绝对禁忌证，但是为了减少透析意外，保证透析的安全，有下列情况的患者最好不要进行血液透析：

（1）严重出血或贫血。

（2）严重低血压或休克。

（3）严重心脑血管并发症，如明显心脏肥大、心功能不全、严重心律失常、严重高血压或脑血管病变。

（4）终末期尿毒症并出现不可逆性并发症。

（5）未控制的糖尿病。

（6）严重感染。

（7）有癌肿等恶性疾病。

（8）大手术后 3 天内。

（9）老年高危患者、精神病患者、不合作的婴幼儿。

血液透析前应做好哪些准备

在进行血液透析前，应明确相关的准备工作，这对于进行血液透析十分有利。

（1）控制血压。控制血压可以减少透析患者发生心血管并发症的概率，并且可以推迟肾功能衰竭进程。透析本身也可以起到良好的降压作用。

（2）思想准备。主要包括：患者和家属都应作好思想准备，明确血液透析的原理；患者要抛开不必要的精神压力，在进行透析的过程中积极配合；选择更好的透析时机，在出现尿毒症症状或肾脏失去工作能力之前就开始进行透析，以减少尿毒症的并发症；血液透析常用的血管通路为血管内瘘，而血管内瘘需一段时间后才能使用，这样可以有充分的时间为患者准备血管通路；患者及家属需了解透析费用，及早作好物质准备。

血液透析的短期并发症有哪些

在进行血液透析的过程中，可能出现的多种短期并发症包括：

（1）低血压。这是透析过程中常见的并发症，发生率占20%～30%。

（2）恶心、呕吐。常见的原因是低血压和失衡综合征，有时与透析液中毒、高血压脑病有关。明确病因后应及时对症处理。

（3）肌肉痉挛。透析过程中发生肌肉痉挛较为常见，多发生于足部、腓肠肌和腹肌，呈痛性痉挛。主要是由血滤过快和低氧血症引起的。可以静脉注射高渗氯化钠、葡萄糖溶液，或碳酸氢钠溶液来预防和缓解症状。

（4）头痛。血液透析的常见症状，可能是失衡综合征的轻度表现，也可能与醋酸盐透析有关。头痛也可以是其他透析并发症的伴随症状。查明病因后须进行针对性治疗。

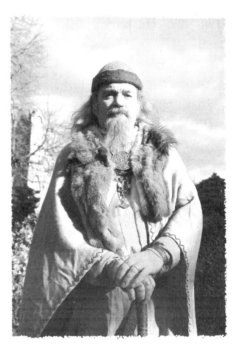

（5）寒战发热。这种情况多是由体内毒素热源反应引起的，少数是由感染所致。症状为在透析开始1小时左右就出现发冷症状，然后发热，常伴有头痛、浑身不适、血压升高、体温达到38℃以上，持续数小时后恢复正常。一般无须停止透析，在高热时可降低透析液的温度，也可根据具体情况使用抗组胺药、激素和退热药，若是细菌感染者则应使用抗生素。

（6）失衡综合征。由于脑水肿所导致的一系列全身性和神经性症状，发生的时间多在透析过程中和透析后不久。这种症状与透析后血液和脑脊液内渗透压以及 pH 值急剧变化有关。如果症状较轻则无须特殊治疗，静脉注射高渗糖或3%盐水40毫升就可缓解，病情可在几小时内得到改善。昏迷患者可用甘露醇脱水；抽搐或严重痉挛发作者可静脉注射地西泮片（安定片）进行治疗。

（7）心跳骤停。这种情况比较少见，多数发生于年龄较大的患者。主要原因是脱水过快，血压急剧下降，又没有得到及时处理；过敏反应或心脏原发疾病也可导致心跳骤停，较为少见。

（8）突然死亡。在透析过程中死亡的病例十分罕见，主要原因有大出血、空气栓塞、脑疝、心律失常等。透析期间死亡的原因还包括脑出血、心包填塞、高血压危象、高钾血症、消化道大出血等。

长期进行血液透析可能会引发哪些并发症

长期进行血液透析的患者主要出现的并发症有：肾性贫血、肾性骨病、结核，以及乙肝、丙肝、铝中毒所导致的透析脑病和骨病、腕管综合征、其他器官淀粉样蛋白质沉积、继发性肾囊肿等。

腹膜透析

什么是腹膜透析

腹膜是一种具有半透膜性质的生物膜，具有扩散、渗透、分泌和吸收的功能。腹膜透析是利用腹膜作为透析膜，向腹腔内注入由一定浓度的电解质和葡萄糖所组成的透析液，在毛细血管内血浆—腹膜—透析液之间形成浓度梯度，使体内蓄积的代谢产物进入透析液排出体外，同时使透析液内的某些物质移进体内。通过不断更换透析液，来达到清除毒素、脱水、纠正酸中毒和电解质紊乱的目的。

腹膜透析的优点是设备简单，易于操作，费用相对较低，安全有效，因而得到了广泛的应用。在腹膜透析中，小分子量物质（如尿素、肌酐等）的清除率较血液透析稍差；但是对中分子物质的清除则优于血液透析；水分清除和恢复电解质平衡的速度也比血液透析快。此外，腹膜透析的禁忌很少，许多不适合进行血液透析的患者都可以进行腹膜透析。腹膜透析的不足之处在于容易引起腹腔感染，并发腹膜炎，并会减少滤过面积，降低腹膜透析效果。

腹膜透析适用于哪些类型的患者

（1）急性肾功能衰竭。对非高分解代谢型高钾血症患者、心肺功能差无法耐受血液透析者、无法造血管瘘者、无条件进行血液透析者。

（2）慢性肾功能衰竭。尤其适用于糖尿病肾病、心脏病、严重高血压、血管通路建立困难，以及老年、儿童患者。

（3）急性药物或毒物中毒。

（4）其他。难治性充血性心力衰竭、自身免疫性疾病、急性出血性胰腺炎、广泛化脓性腹膜炎、肝昏迷黄疸等。

哪些情况不可以进行腹膜透析

腹膜透析没有绝对的禁忌证，不过出现下列情况时，就不宜进行腹膜透析：

（1）腹部皮肤有广泛而严重的感染无法治愈，或出现广泛的腹膜粘连。

（2）腹部手术后3天以内，腹部有外科引流管。

（3）结肠造瘘、粪瘘或疝未修补者。

（4）孕妇或腹腔内出现弥漫性恶性肿瘤、多囊肾。

（5）严重的肺部疾病或横膈裂孔者。

（6）严重肾功能不全者。

（7）不合作者或精神病患者。

腹膜透析后会出现哪些急性并发症

在进行腹膜透析后,通常会发生的急性并发症有:

(1)腹腔脏器损伤。

(2)腹痛。通常有两个原因:一是透析液 pH 值偏低,温度过高,某些成分刺激腹膜;二是因灌注过快而引起化学性腹膜炎。

(3)低血压。

(4)腹透液外漏。

(5)腹透管皮肤出口处感染。

(6)出血。

(7)电解质及酸碱平衡紊乱。

(8)导管功能障碍,引流不畅。多由于隧道内导管扭曲,导管移位,大网膜包裹,纤维蛋白质凝块堵塞腹透管引起。

(9)肺功能不全。

(10)胸腔积液。多见于先天性胸膜—膈肌裂孔者,以及心血管并发症等。

腹膜透析后会出现哪些慢性并发症

进行腹膜透析后可能出现的慢性并发症有:

(1)腹膜失超滤。由腹膜功能减退引起。

(2)丢失综合征。患者每天由于腹膜液丢失蛋白质约10克,应及时给予富含高蛋白质的饮食,按每天每千克体重1.2～1.5克计算。同时,注意补充水溶性维生素、氨基酸及微量元素。

(3)糖负荷增加。

(4)高脂血症。

（5）心血管并发症。长期进行腹膜透析的患者自主神经功能低下，外周血管对肾素—血管紧张素等血管活性物质反应低下，心缩力减退，心包积液和低蛋白质血症等都可以引起低血压。应针对不同病因纠正低血压，如增加盐的摄入量、补给小剂量洋地黄、静脉滴注白蛋白或极少量泼尼松等。

（6）背痛。腹腔内 2~3 升的腹透液会压迫脊柱前曲的腰椎部位，引起患者腰背肌紧张、疼痛。

（7）腹疝。

（8）腹透液渗漏。

什么是肾功能衰竭的非透析疗法

慢性肾功能衰竭的非透析疗法是指针对慢性肾功能衰竭的早、中期患者，采取一些积极合理的措施，不仅在缓解临床症状方面有显著疗效，而且对保护肾功能、防止肾功能衰竭发展起着重要作用。主要的措施包括：提供优质低蛋白质饮食，控制高血压，应用血管紧张素转换酶抑制剂、红细胞生成素及活性维生素 D_3 等。

肾移植

医学上选用肾源的原则是什么

肾移植属于器官移植的范畴，慢性肾功能衰竭患者通常采用的是同种异体肾移植。供肾一般分为两种，即活体供肾和尸体供肾。活体供肾以近亲自愿供肾居多，供肾者年龄在

18～55 岁为宜,必须身体健康,乙型肝炎表面抗原测定呈阴性。尸体供肾临床死亡时间最多不能超过 1 小时,死者年龄以 18～55 岁为宜,死亡原因以颅脑外伤或意外所致的"神经死亡"为宜。至于内科慢性疾病致死的病例,由于很难保证肾脏的质量,所以不能使用。

哪些慢性肾功能衰竭患者适宜进行肾脏移植手术

通常情况下,患者的年龄最好在 18～50 岁,患者的其他脏器,如心、肺、肝等没有出现严重病变,能负担手术,能耐受长期免疫抑制剂治疗。不论是原发性还是继发性肾脏病变,在活动性基本静止后,都可以进行肾移植。此外,患者的膀胱和下尿路解剖及功能都应正常。

哪些慢性肾功能衰竭患者不宜做肾移植

出现下列情况的慢性肾功能衰竭患者不宜进行肾移植手术:

(1)由全身性疾病(除系统性红斑狼疮和糖尿病肾病以外)引起的肾脏疾病。

(2)急进型或抗肾小球基膜抗体阳性的肾小球肾炎,而且尚有活动者,移植后容易发生移植肾肾炎。

(3)对免疫抑制剂治疗有禁忌者。

(4)处于妊娠期的妇女。

(5)肾肿瘤已转移者。

(6)活动性肺结核、肝炎、肾盂肾炎及顽固的消化性溃疡等疾病的患者,可在病情得到医治,基本稳定后再进行移植。

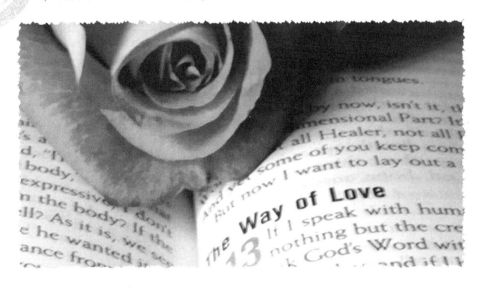

肾移植前应做好哪些准备

肾移植是治疗终末期肾病最有效的方法，在进行肾移植前，应进行相应的准备工作。

1. 医学方面

（1）血型测定。血型相同或 ABO 血型相容才可进行移植。

（2）淋巴细胞抗体交叉配型试验。淋巴细胞的死亡数在 10% 以内者可接受移植。

（3）混合淋巴细胞培养试验。一般以母细胞的转化率在 10% 以内为合格，若转化率在 20% 以上，则术后发生排异反应频繁，程度严重。由于本试验检查时间长，对尸体供肾者无法预先测定。

（4）人体白细胞抗原血清学定型。这是选择近亲尸体供肾的一项重要组织相容性检查。如由 4 个抗原完全相同的兄弟（姊妹）供肾，则 2 年存活率可高达 95%；若只有 1 个或 2 个抗原相同，长期存活率则显著降低。现认为 DR 位点血清定型较 A、B 位点配型更为可靠。

2. 精神方面

（1）手术前，应让患者放下思想负担，不要考虑供肾者的情况，尽量保持平和的心态。

（2）患者家属应明确虽然现在肾移植技术不断提高，但是成功率还达不到100%，也要有移植不成功的心理准备。

（3）肾移植手术成功后，必须长期服用免疫抑制剂以防止排异反应的发生，慢性排异反应可能发生在术后6个月或是数年后，而且是不可逆的。患者应明确相关情况。

3. 物质方面

（1）肾移植的成功率较高，但是目前影响肾移植开展的原因主要是肾源不足。即使有条件进行肾移植，也必须找到合适的肾源才能进行。

（2）肾移植的费用较高，而且术后服用的免疫抑制剂的费用也较高。因此，在进行手术前，要作好相关的准备。

4. 患者自身条件

患者进行肾移植手术能否成功，与其自身的条件密不可分。患者保持乐观的心态，增加营养，减少并发症的发生，都可起到提高手术成功率的作用。

为什么会出现肾移植后的排异反应

进行过肾移植手术后，患者容易产生排异反应。症状为患者的淋巴细胞能识别外来组织相容性抗原，当受到后者的刺激后，很快会被致敏，对移植肾组织产生一系列特异性免疫反应，即为排异反应。

排异反应的类型主要有超急性排异反应、急性排异反应和慢性排异反应。

超急性排异反应是指体液免疫反应，发生于移植肾血液循环恢复后，时间可在手术过程中，手术后几小时或 1～2 天内。一般以立即摘除移植肾为宜。选用 ABO 血型相容及淋巴细胞毒交叉试验阴性的供肾者，可减少此种排异反应。

急性排异反应主要是指细胞免疫反应，多数发生在手术后 7～60 天。组织配型差者常较早发生，也有的发生在慢性排异反应的基础上。

慢性排异反应是指移植肾在存活半年以上、功能正常后才出现的反应，通过肾活检可以发现典型慢性排异反应；部分患者没有临床症状，肾功能也正常，而在动态测定移植肾血流量时会发现异常。

可供参考用于治疗各类肾病的常用药物

怎样选用抗生素来治疗尿路感染

治疗尿路感染的药物较多，在使用时应注意选择，使其达到最佳疗效，减少不良反应，有利于患者的康复。

（1）磺胺类药物。主要特点是在尿中的浓度高，耐药性及不良反应较小，服用方便，能抑制阴道前庭和尿道口周围的细菌，从而减少尿路感染复发的机会。

（2）广谱青霉素。主要包括氨苄青霉素、羧苄青霉素、羟氨苄青霉素等。其中氨苄青霉素应用最为广泛，对于溶血性链球菌、肺炎球菌和葡萄球菌都有杀菌效果，且肾毒性较低，但应注意过敏反应。羧苄青霉素对于治疗变形杆菌较为有效，大剂量使用时对绿脓杆菌疗效较好，口服效果较佳。

（3）头孢菌素（先锋霉素）类。这类药属于高效抗生素，具有广谱抗菌、药物不良反应较少、毒副反应低、使用安全等特点。较常用的是第三代头孢菌素，如头孢噻肟、头孢哌酮（先锋必）、头孢三嗪（菌必治）等，这些药物对革兰阴性杆菌抑制作用较强，部分具有抗绿脓杆菌作用。其中头孢哌酮是唯一无须在肾功能衰竭时调整剂量的头孢菌素，血浓度高，对肾盂肾炎疗效好。

（4）氨基苷类。比如庆大霉素、丁胺卡那霉素，是治疗尿路感染的常用药，对绿脓杆菌有较好的抗菌作用。此类药物一般不作为首选用药，因为其对脑神经和肾脏有毒性，当肾功能减退时应慎用或禁用。

（5）喹诺酮类。现已发展到第三代，常用的有氟哌酸、氟嗪酸、环丙沙星等，均为广谱抗菌药，对于大部分的肠道埃希菌、葡萄球菌等都有效。

肾病患者宜使用哪些利尿药物

利尿是治疗急性肾炎水肿和高血压的主要方法，还可广泛用于治疗慢性肾炎、慢性肾功能衰竭、肾病综合征等引起的水肿。需要注意的是，水肿消退并不意味着肾炎已经痊愈。使用利尿药物只是一种对症治疗的方法，服用时应适可而止，不能久用。

常用的利尿药物有：氢氯噻嗪、氨苯蝶啶、安体舒通、速尿以及利尿酸、丁尿胺等。

氢氯噻嗪为中效利尿剂，其主要作用为抑制肾小管髓襻髓质对钠、氯离子的重吸收，并增加钾的排泄，为最常用的临床药物。若长期服用会导致低钾血症，应用氢氯噻嗪时应注意补钾。氢氯噻嗪口服，每天 3 次，成人每次 25～50 毫克。

氨苯蝶啶和安体舒通的利尿作用不如氢氯噻嗪，主要作用为抑制集合管对钠的重吸收，并可使尿中排钾量减少。若长期服用会出现高钾血症。两者与氢氯噻嗪一同服用，可以增强利尿效果，并减少不良反应。

氨苯蝶啶宜饭后服用，每天 3 次，成人每次 50～100 毫克；安体舒通，口服，每天 3 次，成人每次 20～40 毫克。

速尿和利尿酸为高效利尿剂，主要作用为抑制肾小管髓襻髓质部及皮质部对钠、氯离子的重吸收，使钠、钾从尿中排出，作用迅速。应用于各种原因引起的肾性水肿，可口服、肌注或静滴。速尿，口服，每天 3 次，每次 20～40 毫克，肌注或静滴 20～40 毫克，无效则加倍重新应用。利尿酸，口服，每天 1～3 次，每次 25 毫克。

哪些药物可有效治疗高血压性肾病

由肾脏疾病直接引起的高血压称为肾性高血压，是继发性高血压的主要类型。肾性高血压按其形成的原因可分为两类：由肾动脉狭窄导致肾缺血引起的高血压，称为肾血管性高血压；由单侧或双侧肾实质疾病所引起的高血压，统称为肾实质性高血压。用于控制肾性高血压的药物通常有下面几类：

（1）肾素—血管紧张素转换酶抑制剂（ACEI）。该药是所有降压药中最有利于保护肾脏的一种药物，对大量蛋白尿及糖尿病肾病患者疗效更为显著，应用范围比较广泛。该药可以直接或间接地改善肾小球内"高压力、高灌注、高滤过"的"三高"状态，还能够减少尿蛋白质的滤出。此外，ACEI 能减少肾小球内细胞外基质的蓄积，保护残存的肾单位。

（2）利尿剂。临床主要运用呋塞米和噻嗪类（如氢氯噻嗪）达到利尿降压的效果。若肾功能处于进行性损害期，往往首选呋塞米，噻嗪类利尿剂在该种情况下疗效较差。

（3）钙拮抗剂。钙拮抗剂能扩张冠状动脉及周围小动脉，降低外周阻力，从而使血压降低。由于钙拮抗剂对肾小动脉亦有扩张作用，故适宜应用于肾性高血压伴有肾功能损害的情况。单独使用钙拮抗剂效果不佳时，可以和普萘洛尔（心得安）、利尿剂合用，以提高疗效和安全性。

（4）β受体阻滞剂。该类药物有扩张血管、降低心率等作用，能降低肾素分泌及其活性，从而减少血管紧张素的合成。临床常与钙拮抗剂合用，疗效较好。

（5）α受体阻滞剂。α受体阻滞剂主要包括哌唑嗪、甲基多巴等，能使血管扩张，降低外周阻力，对心输出量无明显影响，有利于维持肾血流量，近年来开始广泛应用于肾性高血压。

激素引起痤疮时宜选用哪些中药

肾病综合征患者在大量使用激素进行治疗后，经常出现的不良反应就是痤疮。轻者分散发生，重者则会在头面、胸背部呈片状分布。痤疮呈红肿状态，尖顶部有脓点。这不但给患者带来了痛苦，且痤疮作为一种感染灶，又可诱发肾病综合征加重，影响激素治疗的效果。

从中医学的角度来看，痤疮主要是湿热毒邪发于肌表而形成。因此，治疗的重点在于养阴清热，祛湿解毒。可用五味消毒饮（野菊花、金银花、蒲公英、紫花地丁、天葵子）泡水代茶配合治疗。湿热明显时可加用石韦、白花蛇舌草等清热利湿之品。

可供参考的治疗肾病的一些西药

◈ 阿魏酸哌嗪片

功效主治：用于各类伴有镜下血尿和高凝状态的肾小球疾病，如急、慢性肾炎，肾病综合征，早期尿毒症以及冠心病、脑梗死、脉管炎等的辅助治疗。

◈ 氢氯噻嗪片

功效主治：

① 水肿性疾病排泄体内过多的钠和水，减少细胞外液容量，消除水肿。常见的包括充血性心力衰竭、肝硬化腹水、肾病综合征、急慢性肾炎水肿、慢性肾功能衰竭、早期肾上腺皮质激素和雌激素治疗所致的水钠潴留。

② 中枢性或肾性尿崩症。

③ 预防含钙盐成分形成的结石。

◈ 别嘌醇片

功效主治：

① 原发性和继发性高尿酸血症，尤其是尿酸生成过多而引起的高尿酸血症。

② 反复发作或慢性痛风者。

③ 痛风石。

④ 尿酸性肾结石和（或）尿酸性肾病。

⑤ 有肾功能不全的高尿酸血症。

◈ **呋塞米片**

功效主治：

① 水肿性疾病，包括充血性心力衰竭、肝硬化、肾脏疾病（肾炎、肾病综及各种原因所致的急、慢性肾功能衰竭），尤其是应用其他利尿药效果不佳时，应用本类药物仍可能有效。

② 预防急性肾功能衰竭，用于各种原因导致肾脏血流灌注不足，例如失水、休克、中毒、麻醉意外以及循环功能不全等，在纠正血容量不足的同时及时应用，可减少急性肾小管坏死的机会。

③ 抗利尿激素分泌过多症（SIADH）。

◈ **注射用阿莫西林钠舒巴坦钠**

功效主治：本品含 β－内酰胺酶抑制剂舒巴坦，适用于产酶耐药菌引起的感染性疾病，如肾盂肾炎、膀胱炎和尿道炎等。

◈ **芦丁片**

功效主治：主要用于脆性增加的毛细血管出血症，如急性出血性肾炎等的辅助治疗。

◈ **硫酸软骨素片**

功效主治：降血脂药，主要用于治疗高脂血症，对慢性肾炎、慢性肝炎、角膜炎以及角膜溃疡等有辅助治疗作用。

◈ **左氧氟沙星注射液**

功效主治：本品适用于敏感细菌所引起的中、重度感染，如肾盂肾炎、复杂性尿路感染等。

◈ **藻酸双酯钠片**

功效主治：主要用于治疗弥漫性血管内凝血、慢性肾小球肾炎及出血热等症。

◈ **注射用美罗培南**

功效主治：临床上主要适用于敏感菌引起的感染，如肾盂肾炎、复杂性膀胱炎、子宫附件炎、子宫内感染、盆腔炎、子宫结缔组织炎等。

◈ **加替沙星胶囊**

功效主治：主要用于由敏感病原体所致的各种感染性疾病，包括急性肾盂肾炎、男性淋球菌性尿路炎症或直肠感染和女性淋球菌性宫颈感染。

◈ **甘露醇注射液**

功效主治：

① 渗透性利尿药，用于鉴别肾前性因素或急性肾功能衰竭引起的少尿，亦可应用于预防各种原因引起的急性肾小管坏死。

② 作为辅助性利尿措施，治疗肾病综合征、肝硬化腹水，尤其是当伴有低蛋白血症时。

③ 对某些药物逾量或毒物中毒（如巴比妥类药物锂水

杨酸盐和溴化物等），本药可促进上述物质的排泄并防止肾毒性。

◈ 注射用三磷酸腺苷辅酶胰岛素

功效主治：用于肝炎、肾炎、肝硬化、心力衰竭等疾病的症状改善。

可供参考的治疗肾病的一些中成药

◈ 肾炎康复片

成分：白花蛇舌草、白茅根、丹参、地黄、杜仲、黑豆、桔梗、人参、山药、土茯苓、西洋参、益母草、泽泻。

功效主治：益气养阴，补肾健脾，清除余毒。主治慢性肾小球肾炎，属于气阴两虚、脾肾不足、毒热未清证者，表现为神疲乏力，腰酸腿软，面浮肢肿，头晕耳鸣；蛋白尿，血尿等。

◈ 肾炎舒片

成分：生晒参（去芦）、苍术、茯苓、白茅根、黄精、枸杞子等10味。

功效主治：益肾健脾，利水消肿。用于治疗脾肾阳虚型肾炎引起的水肿、腰痛、头晕、乏力等症。

◈ 滋补肝肾丸

成分：当归、熟地黄、何首乌（黑豆、酒炙）、女贞子、墨旱莲、五味子、北沙参、麦冬、续断、陈皮、浮小麦。

功效主治：滋补肝肾，养血柔肝。用于肝肾阴虚，头晕失眠，心悸乏力，胁痛，午后低热，以及慢性肝炎，慢性肾炎而见阴虚证者。

◈ 黄芪颗粒

成分：黄芪。

功效主治：补气固表，利尿托毒，排脓生肌。用于气短心悸，虚脱自汗，体虚水肿，慢性肾炎，久泻，脱肛，子宫脱垂，痈疽难溃，疮口久不愈合等症。

◈ 强肾片

成分：鹿茸、人参茎叶总皂苷、山茱萸、枸杞子、补骨脂、熟地黄、桑椹子、杜仲(炙)、牡丹皮、丹参、益母草、茯苓等14味。

功效主治：补肾填精，益气壮阳，扶正固本。用于肾虚水肿、腰痛、遗精、阳痿、早泄等症，亦可用于属肾虚证的慢性肾炎和久治不愈的肾盂肾炎。

◈ 三金片

成分：金樱根、菝葜、羊开口、金沙藤、积雪草。

功效主治：清热解毒，利湿通淋，益肾。用于下焦湿热，热淋，小便短赤，淋漓涩痛；急慢性肾盂肾炎、膀胱炎、尿路感染属肾虚湿热下注证者。

◈ 肾炎四味片

成分：胡枝子、黄芩、北京石韦、黄芪。

功效主治：活血化瘀，清热解毒，补肾益气。用于慢性肾炎，对临床症状水肿、高血压、蛋白尿、尿红细胞及管型均有不同程度的改善，对慢性肾功能不全和降低非蛋白氮、酚红排泄率有较明显的改善。

◈ 壮元补身酒

成分：地黄、山茱萸、山药、枸杞子、菟丝子、女贞子、肉苁蓉、续断（盐炒）、狗肾、白芍。

功效主治：养阴助阳，益肾填精。用于肾精不足、遗精、阳痿、早泄、妇女白带、月经量少。

◈ 金匮肾气丸

成分：地黄、山药、山茱萸（酒炙）、茯苓、牡丹皮、泽泻、桂枝、附子（炙）、牛膝（去头）、车前子（盐炙）。

功效主治：温补肾阳，化气行水。用于肾虚水肿、腰酸腿软、尿频量少、痰饮喘咳。

◈ 肾炎灵胶囊

成分：墨旱莲、女贞子、地黄、山药、当归、川芎、赤芍、狗脊（烫）、茯苓、猪苓、车前子（盐炒）、茜草、大蓟、小蓟、栀子、马齿苋、地榆。

功效主治：清热凉血，滋阴养肾。用于慢性肾小球肾炎。

◈ 肾炎舒胶囊

成分：苍术、茯苓、白茅根、防己、生晒参（去芦）、金银花、蒲公英、黄精、菟丝子等。

功效主治：益肾健脾，利水消肿。用于治疗脾肾阳虚型肾炎引起的水肿、腰痛、头晕、乏力等症。

◈ 石淋通冲剂

成分：广金钱草、可溶性淀粉。

功效主治：清温热，利尿，排石。用于尿路结石、肾盂肾炎、胆囊炎。

◈ 热淋清颗粒

成分：头花蓼。

功效主治：清热解毒，利尿通淋。用于湿热蕴结、小便黄赤、淋漓涩痛之症，尿路感染、肾盂肾炎见上述证候者。

◈ 结石通片

成分：白茅根、车前草、茯苓、广金钱草、海金沙草、鸡骨草、石韦、玉米须。

功效主治：清热利湿，通淋排石，镇痛止血。用于泌尿系统感染、膀胱炎、肾炎水肿、尿路结石、血尿、淋漓混浊、尿道灼痛等。

有治疗肾病效果的一些中草药

◈ 茯苓

性味归经：甘、淡，平。归心、脾、肺、肾经。

功效：利水渗湿，健脾和胃，宁心安神。

主治：小便不利，水肿胀满，痰饮咳逆，呕吐，脾虚食少，泄泻，心悸不安，失眠健忘，遗精白浊。

◈ 猪苓

性味归经：甘、淡，平。归脾、肾、膀胱经。

功效：利水渗湿。

主治：小便不利，水肿胀满，泄泻，淋浊，带下。

◈ 泽泻

性味归经：甘、淡，寒。归肾、膀胱经。

功效：利水渗湿，泻热通淋。

主治：小便不利，热淋涩痛，水肿胀满，泄泻，痰饮眩晕，遗精。

◈ 防己

性味归经：苦、辛，寒。归膀胱、肺、脾经。

功效：利水消肿，祛风止痛。

主治：水肿，小便不利，风湿痹痛，脚气肿痛，疥癣疮肿，高血压病。

◈ 薏苡仁

性味归经：甘、淡，微寒。归脾、胃、肺经。

功效：利湿健脾，舒筋除痹，清热排脓。

主治：水肿，脚气，小便淋漓，湿温病，泄泻，带下，风湿痹痛，筋脉拘挛，肺痈，肠痈，扁平疣。

◈ 赤小豆

性味归经：甘、酸，微寒。归心、小肠、脾经。

功效：利水消肿退黄，清热解毒消痈。

主治：水肿，脚气，黄疸，淋病，便血，肿毒疮疡，癣疹。

◈ 蟋蟀

性味归经：辛、咸，温，小毒。归膀胱、小肠经。

功效：利水消肿。

主治：癃闭，水肿，腹水，小儿遗尿。

◈ 蝼蛄

性味归经：咸，寒，小毒。归膀胱、小肠、大肠经。

功效：利水通淋，消肿解毒。

主治：小便不利，水肿，石淋，瘰疬，恶疮。

◈ 车前草

性味归经：甘，寒。归肝、肾、膀胱经。

功效：清热利尿，凉血解毒。

主治：热结膀胱，小便不利，淋浊带下，暑湿泻痢，衄血，尿血，肝热目赤，咽喉肿痛，痈肿疮毒。

◈ 车前子

性味归经：甘、淡，微寒。归肺、肝、肾、膀胱经。

功效：清热利尿，渗湿止泻，明目，祛痰。

主治：小便不利，淋浊带下，水肿胀满，暑湿泻痢，目赤障翳，痰热咳喘。

◈ **金钱草**

性味归经：甘、微苦，凉。归肝、胆、肾、膀胱经。

功效：利水通淋，清热解毒，散瘀消肿。

主治：肝、胆及泌尿系结石，热淋，肾炎水肿，湿热黄疸，疮毒痈肿，毒蛇咬伤，跌打损伤。

◈ **石韦**

性味归经：苦、甘，寒。归肺、肾、膀胱经。

功效：利水通淋，清肺化痰，凉血止血。

主治：淋病，水肿，小便不利，痰热咳喘，咯血，吐血，衄血，崩漏及外伤出血。

◈ **萹蓄**

性味归经：苦，微寒。归膀胱、大肠经。

功效：利水通淋，杀虫止痒。

主治：淋证，小便不利，黄疸，带下，泻痢；蛔虫病，蛲虫病，钩虫病；妇女阴蚀，皮肤湿疮、疥癣，痔疮。

◈ **瞿麦**

性味归经：苦，寒。归心、肝、小肠、膀胱经。

功效：利小便，清湿热，活血通经。

主治：小便不通，热淋，血淋，石淋，闭经，目赤肿痛，痈肿疮毒，湿疮瘙痒。

◈ 桑白皮

性味归经：甘、辛，寒。归肺、脾经。

功效：泻肺平喘，利水消肿。

主治：肺热喘咳，水饮停肺，胀满喘急，水肿，脚气，小便不利。

◈ 桑寄生

性味归经：苦、甘，平。归肝、肾经。

功效：补肝肾，强筋骨，祛风湿，安胎。

主治：腰膝酸痛，筋骨痿弱，肢体偏枯，风湿痹痛，头昏目眩，胎动不安，崩漏下血。

◈ 雷公藤

性味归经：苦、辛，凉，大毒。归肝、肾经。

功效：祛风除湿，活血通络，消肿止痛，杀虫解毒。

主治：各种肾小球肾炎、肾病综合征、类风湿关节炎、风湿性关节炎、红斑狼疮、贝赫切特综合征、湿疹、银屑病、麻风病、疥疮、顽癣。

肾病预防常识

平时保护肾脏要注意哪些问题

保护肾脏应从生活中的小事做起,通过养成良好的生活习惯,把患病的可能性降至最低。在日常生活中,应当注意以下几个方面:

(1)适量饮水,不憋尿。适量合理地饮水,利于排尿。如果经常憋尿,尿液潴留在膀胱,便容易滋生细菌,细菌会经输尿管感染肾脏。

(2)不随便饮用井水和河水。井水和河水可能会因含铅、镉、铬等重金属成分太高而使肾脏受到损害。

(3)注意饮食。如果吃的食物含有太多蛋白质和盐分,就会加重肾脏负担。此外,肾病患者应少饮用或不饮用运动饮料,因为这类饮料含有额外的电解质与盐分,对肾脏不利。

(4)不滥用药物。许多消炎药、止痛药和中草药都对肾脏有毒副反应,不要不经检查就乱吃药。当然,对医师开出的药物,也应明确其不良反应。

(5)冬季注意保暖。冬季是肾功能容易恶化的季节,这是因为低温会使血管收缩,血压升高,排尿量减少,血液凝结力增强，这种状态非常容易导致肾脏损伤。

（6）及时处理泌尿系统结石。结石部位无痛感，并不代表已经完全治愈。比如输尿管结石，如果时间长了很容易造成肾积水，使肾脏受损。

（7）警惕经常出现的扁桃体炎。喉部或扁桃体遭到链球菌感染容易诱发肾脏炎症，因此一定要进行彻底治疗。

（8）及时治疗感冒。如果感冒症状反复，或是感冒后出现高血压、水肿等症状，则要到医院进行详细检查。

（9）及时有效地控制高血压和糖尿病。肾脏是由数以百万计的微血管球组成的，血压过高或长期患有糖尿病，都会使血管硬化，从而使肾脏受到损害。

（10）定期进行检查。如果条件允许，最好能每6个月作一次尿、血肌酸酐和尿素氮检查。妊娠期女性的肾脏负担会加重，可能患妊娠毒血症，此时更应积极检查肾功能，以免妊娠毒血症转化为尿毒症。

为什么保持愉悦心情是女性预防肾病的关键

女性特殊的生理结构决定其患尿道炎、膀胱炎、肾盂肾炎等泌尿系统炎症的概率更大，这些疾病如果迁延不愈、反复发作，都会造成肾脏损伤。现代女性所承受的压力越来越大，如果长期情绪不稳定，忧郁烦躁，就会使机体免疫力下降，令疾病乘虚而入。因此，为了预防肾病，调整心态、保持愉悦心情是女性必不可少的"必修课"。另外，注意阴部卫生，多参加体育锻炼，也都是提高自身免疫力、预防肾病的有效方法。

学龄前儿童怎样预防尿路感染

学龄前儿童容易患尿路感染。家长应做到及时发现，及时治疗。同时，也应做好预防工作，及时为幼儿更换尿布或尿湿的裤子。男孩发生尿路感染多与包茎或阴茎包皮过长有关，及早进行包皮环切术，有助于减少尿路感染的发生或反复发作。如果女孩子经常穿开裆裤，席地而坐，尿道口就容易被污染而引发尿路感染，因此，一定要避免给女孩子穿开裆裤，并纠正其席地而坐的不良习惯。

老年人怎样预防尿路感染

老年人的身体抵抗力较差，各器官功能逐渐趋于衰退，容易发生尿路感染。因此，应从各方面加以注意，降低尿路感染的发病率。

（1）调节身心。老年人发生尿路感染的原因较复杂，如果情绪上出现波动，如生气、悲伤、急躁，都可能诱发或加重尿路感染。因此，老年人应保持心情舒畅，避免出现紧张心理，使病情得以减轻。此外，坚持进行体育锻炼，如太极拳、慢跑等，可以增强体质，提高自身的抵抗力。

（2）保持阴部清洁。如果外阴潮湿、分泌物较多，就容易滋生细菌，从而可诱发尿路感染。最好能做到每天用温开水清洗外阴，以达到积极的预防效果。

（3）调节饮食。宜多喝水，这样排尿也会增多，尿液持续不断地冲刷尿道，会使细菌难以繁殖，从而降低了尿路感染的概率。宜多吃鱼、虾、木耳，以提高自身的免疫力。可吃些有利尿作用的冬瓜、西瓜、绿豆等。忌酒戒烟,不食辛辣刺激之物,如辣椒、葱、蒜等。

（4）及时防治疾病。一旦体内感染了某种疾病,如感冒、呼吸道炎症,应及时治疗,防止细菌感染泌尿系统。

糖尿病患者应怎样预防尿路感染

糖尿病患者多伴有多种并发症,由于患者尿路中具有高浓度尿糖这一特殊环境,有利于细菌繁殖,从而使尿路感染成为糖尿病的并发症之一。同时,尿路感染又是使糖尿病血糖增高的主要原因。因此,预防和治疗糖尿病患者的尿路感染对治疗糖尿病有着积极意义。预防的主要措施有:

（1）不放松糖尿病的治疗,使血糖接近正常值,当尿糖转为阴性或微量时,不利于细菌的生长,从而达到预防尿路感染的目的。

（2）可适当多饮水,及时排尿,通过尿液来冲洗尿路,防止细菌的寄生和繁殖。

（3）当尿液呈酸性时,利于细菌的生长,这时可适当饮用矿泉水或口服碱性药物来调节体内的酸碱度。

（4）应注意外阴局部的清洁和卫生。

长期卧床的老年人怎样预防尿结石

当患有肾病的老年人长期卧床休养时,一定要注意预防尿结石的形成。因为在卧床期间,人体的运动量减少,容易导致骨骼中的钙脱落,脱落的含钙物质经血液的吸收,会引起血中钙的含量增高。而血钙增高必然会引起尿中钙的增多，尿钙增多就容易形成结晶引发尿结石。

此外，由于长期的卧床休息，体位变化较少，不利于尿液在尿路中的流动，这容易引发尿路感染，这些情况都会促进尿路结石的形成。患有脑栓死、脑出血等病症的老年人由于肢体瘫痪，活动量减少，都可能会患上尿结石。

长期卧床的老年人可以通过以下方法预防尿结石：

（1）多饮水，多排尿。

（2）按时帮助老年人变换体位，进行简单的活动。

（3）注意饮食，宜食用低盐、低钙的食物，忌食番茄、芹菜等富含草酸的食物。

长期憋尿和尿毒症有什么关系

现代生活的节奏日益加快，有些人在产生尿意的时候，可能因为正忙于某事而暂时憋尿，误认为这样对健康没什么影响。殊不知，长期憋尿会引发尿毒症。

肾脏主要是以产生尿的方式来调节人体内多余的水分，排泄体内新陈代谢所生的代谢废物和毒物。

当血液流入肾脏时，肾脏中的肾小管就会把血液中多余的水分和体内的代谢废物一同过滤后形成尿。而当尿通过输尿管进入膀胱后就会被贮存起来，当达到一定的量时，就会使人产生尿意。如果在这时憋尿的话，潴留在膀胱中的尿就会越来越多，膀胱相应增大，就会导致膀胱肌肉因扩张而受损。当憋尿后再排尿，会有腹痛的感觉，这就是膀胱扩张后没有完全收缩的原因。

此外，如果憋尿太久，膀胱内的压力过大，就会使肾脏排泄废物的代谢功能受到损伤，导致水和代谢高聚物滞留在体内，引起尿毒症，危及生命。因此，除非是作些特殊的检查需要憋尿外，为了自身的健康，在任何情况下都不要憋尿。

为什么不能忽视疖对肾的危害

每年秋季，有的人就会在头部、四肢等部位长出许多大小不一的疖子，俗称"秋疖"。这种疖子是由于病菌侵入皮肤毛囊，引起皮下组织感染所造成的。如果病菌通过皮下组织进入血液，便会随血液循环到达肾脏，可能引起肾脏发生变态反应性炎症。因此，当患有疖的人感到精神状态不佳、乏力、眼睑肿胀、小便频繁且有疼痛感，则应考虑是否患有肾炎，应到医院及时就诊。

为了预防疖的发生，平时应注意饮食调理，尽量少食用辛辣等带有刺激性的食物。可多食用些具有清火明目、消暑止渴的食物，如绿豆、红豆、冬瓜、海带等。

经常进行室内消毒也是预防肾病的一项措施

肾病患者在家中进行休养的时候，一定要做好室内的清洁工作，为患者营造出一个清新的环境。主要的消毒方法有：

（1）自然通风。通风是一种自然消毒法，虽然没有消灭细菌的作用，但是可使室内空气流通，减少室内空气中的微生物，有效地保持室内空气的清洁。

（2）漂白粉消毒。在居室内喷洒 3% 漂白粉溶液，关闭门窗 2 小时；污染容器可放在 3% 漂白粉溶液中浸泡 2 小时。

（3）蒸汽消毒。可把一些金属、玻璃、陶瓷器具等放入家中高压锅或是做饭用的蒸笼，利用蒸汽进行消毒，消毒时间为水开冒气后 20 ~ 30 分钟。

（4）沸煮消毒。把患者的餐具、茶具或是玩具等各种用品和小件衣物浸入水中，加盖沸煮，在 100℃ 的水中煮 1 分钟，就可消灭大部分病毒。

（5）熏蒸消毒。可按每 1 立方米用 12 毫升醋酸的比例，加热醋酸进行熏蒸，在熏蒸时要把门窗紧闭，过 2 小时后再开窗通风。

（6）过氧乙酸消毒。适用于居室消毒、患者用品消毒和手部消毒。针对不同的物品，比例也有所不同。比如，居室消毒可用 0.5% ~ 0.8% 气溶胶喷雾每平方米 30 毫升，密闭 1 小时；患者用品用 0.05% 的浓度浸泡 2 小时；用 0.05% ~ 0.2% 的洗液洗手后，再打肥皂后在流水下冲洗。

夏季怎样预防肾病的发生

夏天由于气温偏高，人体抵抗力下降，一些疾病就易转化为各种肾病。所以，在夏季出现以下这些情况时，应引起注意，避免病情进一步发展。

（1）感冒。由于夏天天气炎热，人体的抵抗力下降，容易引发上呼吸道感染，而这是导致急性肾炎发作的主要因素之一。此时，应积极进行治疗。一旦感染急性肾炎，且病情较重，则可能发展为急性肾功能衰竭，甚至有生命危险。

（2）泌尿道感染。在夏天，为了凉快，人们都喜欢水上运动。而游泳过程中很容易把细菌带入人体的尿道,引发感染,并导致肾炎的发生。由于女性生理结构特殊,造成逆行感染的概率很大。所以,在游泳时应注意场合,不要在不流动的水中或不洁的江、河中游泳。

(3)糖尿病。在夏天糖尿病患者可能食用过多水果、饮料,就会使自身摄取过多糖分,从而引起体内血糖升高。又由于出汗较多,就会引发糖尿病酮症酸中毒或非酮症昏迷,甚至肾功能衰竭。所以,糖尿病患者一定要注意饮食中糖分的摄入量,保持正常的饮水量,以补充流失的汗液。

(4)红斑狼疮。夏天,由于紫外线强烈照射,容易诱发红斑狼疮。若有病史则体内的带病细胞更为活跃,容易使病情加重或复发,从而引发狼疮肾炎。这种病以女性较为常见,所以,女性在夏季一定要避免诱发红斑狼疮肾炎的因素,如日晒或服用易引起红斑狼疮的药物等。

天气转凉后怎样预防儿童患肾炎

秋天由于天气转凉,气温下降,儿童容易患上呼吸道疾病,而这类疾病往往占急性肾炎发病诱因的 60% ~ 70%。如果患感冒,就会使血尿、蛋白尿反复出现并使肾炎加重。因此,儿童抵抗力不足,如此恶性循环,就会使病情迁延难治甚至逐渐加重。此外,在炎热的夏天,儿童容易患扁桃体炎、咽炎、猩红热等由链球菌引起的疾病,一到秋季,机体对链球菌病毒发生变态反应,就会引起小儿急性肾炎的发生。

因此,为预防儿童急性肾炎的发生和原有病情加重,应积极防治感冒和链球菌感染。平时注意保持儿童的皮肤清洁,增强体质、注意保暖,预防感冒、咽炎、扁桃体炎的发生;养成良好的作息习惯,避免过度疲劳。

预防肾病为何不可忽视扁桃体炎、中耳炎和皮肤感染

当患有扁桃体炎、中耳炎和皮肤感染时,容易诱发急性肾炎。因为导致扁桃体炎、中耳炎发生的主要致病菌为链球菌,其次是金黄色葡萄球菌。在皮肤感染中,疖、痈的致病菌为溶血性链球菌或金黄色葡萄球菌。当人感染了这些病菌后,致病菌株的某种成分会进入血液,成为体液抗原,在体内形成抗体,它们在体液中形成的免疫复合物,沉积在肾小球内会引起一系列的炎症反应,导致急性肾炎的发生。因此,积极防治这些炎症和皮肤感染对于预防急性肾炎具有重要作用。

孕妇怎样预防肾绞痛

妇女在妊娠期间,由于母体和胎儿的代谢产物排泄增多,因而会加重肾脏的负担。如果尿液瘀滞,在细菌的作用下使输尿管合并上行感染,就会发生急性肾盂肾炎和肾绞痛,情况严重时还会引发败血症,危及孕妇和胎儿的生命。为了预防肾绞痛的发生,孕妇应注意以下几点:

(1)每天坚持进行适量的运动,比如散步、做操、做些简单家务等,适量运动有助于促进肾盂、输尿管的活动,防止尿管受到压迫。

(2)多饮水,促进排尿,夜间要适量喝水,防止尿潴留和

结石的形成。

（3）不宜随便服用排石中草药或作 X 线检查，防止胎儿受到伤害。

（4）不宜饮用过多的含有咖啡、可可的饮料，以防结石的形成。

如果发生肾绞痛或输尿管绞痛时，可以在医生的指导下服用解痉止痛剂，以防止流产。患有慢性肾炎的妇女在妊娠期间，如果旧病复发，在必要时应终止妊娠。

肾病患者的
生活宜忌

音乐可以调节人们的心情，经常听抒情悦耳的音乐，可以缓解焦虑的心情，有助于肾病患者建立起对生活的热爱和向往，对未来充满信心。

生活中肾病患者的自我调理

肾病患者必须改变哪四种心态

患上肾病后，有些患者在情绪上会出现波动，往往会陷入一种不良的心理状态之中，这对疾病的治疗毫无益处。患者应尽量避免出现以下的心态，明确只有积极健康的心态才有利于病情的恢复。

（1）悲观失望。由于疾病缠身，患者的心情常常会随着病情的好转或恶化，表现出高兴或是悲伤。当病情反复时，就会令患者产生厌烦和消极心理，对生活缺少兴趣，对治疗失去信心。

（2）注意力转移。正常人的注意力通常是在工作、学习和生活上，多倾向于外在世界。患病后，患者会对外界失去兴趣，往往会单纯关注身体的各种变化和症状，对于生理上的心跳、体温和脉搏都过分关注，把一切都看成病态，这种心态非常不利于身体的恢复。

（3）多疑敏感。患者常常对周围的一切过于敏感，容易把别人所说的、所做的与自己联系起来，有时会用自己片面的知识来猜想病情，增加了心理负担。

（4）求医心切。由于肾病的治疗时间较长，病情易反复，患者如果求医心切，往往就会轻信一些虚假广告，因此上当受骗、浪费钱财，而这样的事情又会使患者的情绪更加消沉，陷入恶性循环之中。

生活中肾病患者怎样调节自己的情绪

肾病患者应尽量调节好心情，使自己处于一种良好的状态之中。患者可根据自己的喜好选择最适合的方式进行调节。

（1）读书。读书可让人忘记患病的痛苦与烦恼，在增长知识的同时，会增强自己对未来美好生活的憧憬，有利于增强治病的信心与毅力。

（2）交朋友。多交朋友，多与别人进行交流，可以把自己心中的不悦与烦恼都宣泄出去，对于调节心情十分有利。在交流的同时，如果能得到一些关于防治疾病的好方法，更是一件令人开心的事。

（3）听音乐。音乐可以调节人们的心情，经常听抒情悦耳的音乐，可以缓解焦虑的心情，有助于患者建立起对生活的热爱和向往，对未来充满信心。此外，听音乐还可以调节神经系统、循环系统等生理功能，有利于身体的恢复。

（4）运动。如果进行适当的运动，将对身心十分有益，比如慢跑、散步和做健身操。

（5）养花。绿色是生命的象征，在治疗疾病的过程中，养些绿色植物，可以增加生活情趣，有益于调节心情。

慢性肾病患者应以怎样的态度来对待自己的疾病

当身患肾病，尤其是慢性肾病时，运用科学的态度来对待疾病，才是最正确的方式，患者在思想上一定要注意以下四点：

（1）宜乐观。当患病时，不要因为顾虑或压力而使思想负担过重，不积极配合治疗，这对治疗影响较大。因为情绪变化会使人体正气受损，病症缠绵难愈，为治疗带来难度。所以，即使身患疾病也要保持乐观的态度来正视疾病，相信大多数的肾病，在医生的指导和治疗下，是可以治愈的。

（2）宜认真对待。有些人在患病后，虽说没有消极悲观的情绪，但是丝毫不把医生的叮嘱和用药原则放在心上，凡事仍按自己的喜好来做，该认真吃的药和复检的事项也不认真对待，结果使本来可以得到控制的病情反而加重了。所以患者本身不应大意自己的病情，治疗时要有一定的原则。

（3）宜量力而行。在患病之后，也许患者的活动要受到限制，饮食要适当地进行节制，生活上需要他人照顾，这些都是正常现象。患者不要勉强自己做以前能做的事，应量力而行，以免因劳累过度而加重病情。

（4）宜体谅他人。当身患疾病时，患者自身心理上有压力，此时也应想到家人心中也承受着同样的压力，不要粗暴地对待身旁的亲人，这会给他们带来更多的焦虑。如能体谅和关心家人，让全家人都处于一种和谐的氛围中，将有利于自身的康复。

慢性肾炎患者失眠怎么办

慢性肾炎患者由于治疗时间较长，病情反复发作，或是一些病理原因，使心理负担加重，往往会出现失眠、多梦、易醒等症状。睡眠不足会使机体抵抗力下降，因此要引起患者足够的重视。通常可以从以下几方面来调治失眠：

（1）调节心理。首先要建立一种良好的心态，明白生老病死本就是人人都不可避免的事情。患有疾病应正确对待，保持乐观积极的人生态度，要有战胜疾病的信心，勇敢地面对疾病。这种心态有利于消除烦躁抑郁的情绪，有助于改善睡眠。

（2）适度运动。当病情得到一定缓解的时候，可以进行适当的运动，比如散步、练气功、打太极拳等。当运动量增加时，睡眠质量也会相应提高。

（3）保健按摩。以下几种按摩方法非常有助于睡眠：按摩头部穴位，如百会、角孙、太阳等；用木质梳子轻轻地反复梳理头部和颈部，可起到按摩头部经穴和疏通血脉的功效；先用热水泡脚约半小时，注意保持水温，再通过对脚部涌泉穴的反复揉搓按压来促进睡眠。

（4）饮食调养。可以食用一些能促进睡眠的汤、粥、茶、饮，比如莲心茶、酸枣仁粥等。

怎样从心理上呵护肾病综合征患儿

对于患有肾病综合征的儿童，由于治疗的时间长，家长对孩子心理上的护理显得尤为重要。具体应注意以下几方面：

（1）消除孩子的孤独感和恐惧感。孩子多活泼好动，进入病房后，容易对特殊的环境和陌生的人群产生恐惧感，会表现出胆怯、急躁等心理。家长应做好孩子的思想工作，告诉他疾病并不可怕，通过配合治疗就能够治愈，并把病房的小病友介绍给他，让他了解别的小朋友康复的经历，从而消除其对疾病的恐惧，产生战胜疾病的信心。

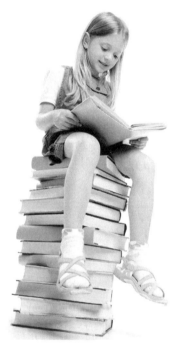

（2）理解孩子的想法，给孩子以精神上的安慰。激素是治疗肾病综合征的常用药物，但是长期服用会产生一些明显的不良反应，比如向心性肥胖。一旦孩子注意到自己体形的变化或是受到他人的嘲讽，就会产生拒绝服药的举动。家长应有意识地安慰孩子，告诉他这时停止服药会使病情反复，延长治疗时间。并向孩子说明，只要病好就会停用这些药物，各种症状也会随之消失。当孩子在精神上得到安慰，有了积极的心态，就会顺利配合治疗。

（3）进行有效的沟通。在治疗肾病综合征的初期，要求食用低盐或无盐的食物，也许孩子无法接受。家长应及时与孩子进行良好的沟通，使孩子明白这时吃盐对身体的危害。当孩子明白道理后，会主动配合治疗，这才有利于疾病的恢复。家长应尽量使孩子的饮食品种丰富，可适当在菜中用糖、

肾病的治疗与调养

醋、香油等调味品来满足孩子的口味。

（4）消除孩子的顾虑。如果孩子已经上学，当他住院一段时间后，往往会开始担心功课和考试，并产生急于出院的想法，变得焦虑、痛苦、沉默，甚至出现失眠症状。家长应关注孩子的心理状态，及时发现孩子的情绪变化，及时沟通，当孩子的病情稳定时，可以适当地帮孩子辅导功课，给他讲故事，和他做游戏，以此来消除孩子的顾虑。

（5）家长应相信医院的治疗。由于肾病综合征的病程较长，一些急于见到治疗效果的家长很可能会产生怀疑医生的诊断不准确或护士的护理不细心等不良心态；有些家长甚至私自用些土方或验方，并停止正常的治疗。这种做法对孩子的病情有害无益。家长应明确停用激素和中断治疗的危害，如有任何想法，应与医生、护士及时沟通，切不可盲目行事。

肾病患者生活起居要坚持什么原则

肾病患者在日常生活中，应多方面加以注意，通过自然的方法达到防病、治病的目的。

（1）衣着与环境。肾病患者要注意卫生，做到勤洗澡、勤换衣等，这样有利于预防感染。要避免穿着潮湿的衣物，同时避免居住在潮湿的环境中。居室环境以清洁、通风、冷暖适宜为佳。

（2）睡眠与饮食。对肾病患者的护理应当有计划地进行，应根据病情决定休息的时间和活动的强度。肾病患者的食物应清淡且易消化，明确饮食的重要性。不可食用生冷和过硬的食物、过于油腻的食物，不宜暴饮暴食。可食用些碱性食物,有利于保护肾脏。

(3)洗漱。慢性肾功能衰竭患者发生口腔溃疡应及时处理,用10%金银花或板蓝根水漱口能起到杀菌和促进伤口愈合的功效。昏迷者可呼吸潮湿空气,有抽搐者应用牙垫,以防患者伤到自己。要经常用清水擦洗全身,夏季可适当擦些爽身粉,这些措施都可以预防压疮和疮疖。

(4)保持小便通畅。小便通畅是肾脏排泄功能正常的标志。如果出现尿路结石、前列腺增生、肿瘤、结核等情况,导致小便不通时,就会增加肾盂和肾实质发炎的概率,从而加重肾脏负担,可能会引发尿中毒。

(5)运动与工作。适当增加锻炼,可增强机体的抵抗力。散步、练气功、打太极拳、做健身操等都是非常好的选择,当然要在自我感觉不疲劳时进行。在患肾脏病的初期,应以休息为主,积极配合治疗。当病情有所好转,肾功能稳定时,可适当从事轻松的工作,但宜合理安排时间,不宜长时间在寒冷天气中从事剧烈活动。如果患者打算旅游,则可以根据病情来具体考虑。

(6)对症护理。患者的病情处于某个特定阶段,就应采取相应的护理措施。

(7)性生活和生育。肾病患者应依据自身的具体情况来决定性生活,原则上不主张禁欲。肾病的病程较长,适当的性生活有助于减轻患者的抑郁情绪,有助于疾病的治疗。不过,由于肾病患者还没有完全康复,而性生活必然要消耗一定的体力,因此一定要以不使疾病加重为度,不可过频,否则会影响身体的恢复。

(8)戒烟戒酒。肾病患者应做到不吸烟、不喝酒。吸烟可使微血管收缩，脉搏加速、血压上升，出现头痛、昏眩、失眠、视力减退等症状，长期吸烟也是肺癌、肾癌、动脉硬化的诱发因素。肾病患者喝酒过多会使血压升高。此外，饮酒过量所产生的酸性物质会使人体出现代谢性酸中毒，表现出恶心、食欲不振、精神抑郁、头痛等症状，不利于病情好转。

（9）预防感染。病原体通过血液循环和淋巴循环会感染肾脏。此外，细菌和其他病原体也可以直接由尿道逆行至肾脏，诱发肾脏感染。因此，当身体某处有感染病灶时，比如扁桃体炎、龋病（龋齿）、结核等，应及时治疗。

（10）预防感冒。肾病患者感冒后非常容易造成肾脏损伤。除了感冒病毒可以直接侵犯肾组织，引起病毒性肾炎外，更严重的是由于患者在感冒后的抵抗力降低，会使上呼吸道的其他细菌侵入肾部，引起继发性细菌感染。这种既有病毒又有细菌的混合感染，会使患者的病情加重；对于肾功能不全患者，甚至有可能引发肾功能衰竭。因此，对于肾病患者来说，预防感冒尤为重要，对于控制病情发展、预防复发都意义重大。

肾病综合征患者作息安排的原则是什么

对于肾病综合征患者来说，注意休息最重要。这是因为卧床休息可起到增加肾血流量从而使尿量增加的作用。这非常有助于水肿症状比较明显的肾病综合征患者减轻病痛、恢复健康。

不过，肾病综合征患者虽然应注意休息，但也不可长时间卧床不起，否则可能会加速肢体血栓的形成。所以，即使是有严重水肿症状的患者，也要在卧床休息的基础上，适当在床上或床边进行运动。当病情得到缓解时，可以适当地增加运动量，但要以自我感觉不疲劳、双下肢不水肿、活动后尿蛋白质不增加为宜。这样的活动有利于降低血脂，减少感染和骨质疏松等并发症的发生。

慢性肾病康复阶段患者要注意什么

慢性肾病患者出现血尿、高血压、大量蛋白尿、明显水肿、进行性肾功能减退时，应卧床休息并积极治疗。如果上述病情出现好转，可以在 3 个月后开始从事比较轻松的工作。但要注意避免强度较大的体力劳动，以预防呼吸道疾病及尿路感染的发生。活动量宜缓慢地增加，循序渐进地恢复体力。同时要密切观察病情变化，定期到医院复查。

肾病患者怎样才能保证充足的睡眠

有些肾病患者对疾病过分担心，因此经常失眠，这对病情的恢复非常不利，尤其是同时患有高血压的患者，会使血压不易控制，从而加重肾脏疾病。只有保持充足的、高质量的睡眠才能使身体尽快康复。

睡眠时间的长短因人而异，只要在睡醒后感觉精神饱满，身体有劲，就意味着睡眠时间合适。一般来说，肾病患者的睡眠时间在 8 小时以上为宜。为了有一个良好的睡眠环境，睡眠时应尽量做到以下几方面：

（1）室内保持良好的通风，尽量在光线昏暗、环境安静的房间入睡。

（2）白天可适当做些运动，有利于夜间入睡快。

（3）在入睡前用热水泡脚，有助于提高睡眠质量。

（4）睡前1小时内尽量少吃东西，不要饮用咖啡、浓茶等刺激性的饮品。

（5）不要在睡前打麻将、打扑克，或是长时间地看电视，这些活动会使神经处于兴奋状态，不利于睡眠。

经常洗澡对肾病患者有哪些好处

经常洗澡不但能清洁皮肤，还可以促进血液循环，增强机体抵抗力，加快新陈代谢，调节人体的生理功能。对于肾病患者来说，经常洗澡更是大有益处。比如，患有肾病综合征并伴有水肿的患者在40℃的温水中洗浴，通过发汗排出一部分水液，就可以减轻水肿症状；肾功能不全者可以通过洗澡清除一部分尿素。在洗澡时注意以下几点，可以获得更好的效果：

（1）水温适当，洗浴时间不宜过长。

（2）肾功能减退、尿量较多的患者，在洗澡后应适量补充水分。

（3）高血压患者在服用降压药后不宜洗澡，否则会导致血压进一步下降。

（4）不宜在饭后或饥饿时洗澡，更不宜在酒后洗澡，以防突发脑卒中（中风）、心肌梗死等疾病。

重度肾病患者为什么不宜结婚

严重肾病患者在结婚问题上应当慎重考虑。在病情的活动期，如果出现水肿、大量蛋白尿、血尿、血压偏高等症状，则暂时不要考虑结婚的事情，而应抓紧时间治疗，当病情基本得到缓解或完全缓解时，再考虑结婚的问题。至于慢性肾功能衰竭的中、晚期患者，对于结婚更要慎重考虑，因为此时肾功能已经受到损伤，婚后频繁的夫妻生活会对肾脏造成进一步的伤害，非常不利于病情的恢复。

肾病患者过性生活要本着什么原则

和谐的性生活不但可以促进夫妻感情，还可增进健康、延缓衰老。但是如果夫妻中的一方患有肾病，那么在性生活方面就必须按照科学的原则来处理了。

中医认为"藏精"是肾的主要生理功能，即先天生殖之精与后天水谷精微化生之精均藏于肾内。肾精充实，则全身脏腑皆得温养，因此，肾脏也被称为"先天之本"。但过度的性生活则容易耗竭其精而伤肾损体。

因此，节制和适度是肾病患者在性生活方面所必须遵循的原则。在患有急性肾炎、慢性肾炎急性期或病情还不稳定的情况下，不宜过性生活，以防加重病情。如果是在慢性肾炎的康复期，病情趋于稳定，则可根据病情适当地进行性生活，但不宜过度，尽量减少性生活的次数，这对治疗肾病有积极的意义。此外，在过性生活前后，夫妻双方应注意清洁卫生，以防发生泌尿系统感染而使病情加重。

为什么应注意为肾病患儿补钙

儿童患有肾病综合征时，会出现大量的蛋白尿，这就容易使血液中与白蛋白质结合的钙质也随蛋白尿流出体外。儿童正处在生长发育的旺盛时期，身体对钙的消耗量较大，钙损失较多，更会加重缺钙的状况。如果不注意给孩子补充钙质，就会使孩子的血钙偏低，诱发低钙惊厥、手足抽搐等症。此外，治疗肾病综合征需要长期使用大剂量肾上腺皮质激素。研究证明，激素有抑制肠道吸收维生素 D 和钙的作用，这就使患儿钙缺乏情况更加严重，从而导致小儿骨质疏松和生长发育迟缓。

因此，在为儿童综合治疗肾病综合征的同时，应注意补充维生素 D 和钙剂，以弥补缺钙现象，避免孩子因缺钙而引起其他疾病。

慢性肾炎患者为什么不宜怀孕

怀孕会使孕妇身体负担加重，肾脏负担也会加重。这是因为在怀孕期间，肾血流量明显增加，使肾小球处于高灌注、高滤过状态，同时还会伴有高凝状态等全身代谢状态变化。这些变化对于身体健康的妊娠妇女来说，并不会对肾脏造成伤害，但是对于患有慢性肾炎的女性来说，就可能加重慢性肾炎或原发性肾脏病变的症状，甚至导致肾功能不全。因此，慢性肾炎患者不宜怀孕。

如果患有慢性肾炎的女性打算怀孕，事前必须征得医生的同意，并且必须符合下面的条件才可以考虑怀孕：

（1）病情稳定。慢性肾炎稳定期在 2 年以上，2 年内没有血尿，尿蛋白每天小于 0.5 克。

（2）没有尿路感染和高血压症状

（3）肾功能正常

（4）病理改变较轻。肾活检属于微小病变、轻微病变、系膜增生以及早期的膜性肾病，没有明显的肾小管间质病变和血管病变。

慢性肾炎患者妊娠后应注意多休息，定期检查血压及尿常规、肾功能等，积极防治妊娠期高血压综合征。到了妊娠晚期应住院观察治疗，密切观察肾功能状况，若出现肾功能恶化，应立即中止妊娠。

为什么患有肾病的女性应注意避孕

患有肾病的女性不宜选用复方短效避孕药进行避孕，因为这些药都要经过肝脏代谢，并由肾脏排出体外。如果肝、肾功能不好，就会使药物在体内蓄积，加重肝、肾的负担，甚至产生毒性反应，使病情恶化。另外，也不宜用宫内节育器进行避孕，因为肾病患者的抵抗力较差，容易发生感染，加重病情。可以选择避孕套、阴道隔膜及外用避孕药，这些避孕方法简便易行，也不会影响肾功能，适合患有肾病的女性使用。

肾炎患者安排外出旅游应本着什么原则

肾炎患者如果想要外出旅游，则要根据病情来进行适当的安排，否则将会给身体造成负担，不利于病情缓解和身体恢复。

（1）处在恢复阶段、尚未痊愈的急性肾炎患者不宜出游。

（2）慢性肾炎患者正在依靠肾透析降低血尿素氮、肌酐，或是正处于病情反复的时期，不宜出游。

（3）如果慢性肾炎患者的肾功能基本恢复正常，最近3~6个月病情比较稳定，没有出现明显的并发症，精力较为充沛，则可以选择便利的短途旅游，旅游时应注意控制活动量，不宜太过劳累。

（4）身体状况良好的肾移植患者可以根据肾功能的恢复情况安排旅游计划，以略低于日常工作和生活的强度为宜。如果有舒适的交通工具和休息条件，也可以考虑长距离旅行。

肾病患者的日常护理

对肾病患者的护理原则是什么

对肾病患者进行护理的时候，可以按照以下原则进行，以便更好地掌握患者的病情，使患者的身体和心理状态都得到改善。

（1）护理方面。注意观察患者的尿量、颜色及性状的变化，如有异常应及时与医生取得联系，每周至少化验尿常规 1 次。根据病情定时测量血压，如果出现异常应及时处理。对于水肿明显、进行腹膜透析和血液透析者，应每天测量体重 1 次，其他情况可以每周测量 1 次。根据病情记录一天的饮水量和排尿量，观察有无贫血、电解质紊乱、尿素氮升高等情况。

（2）饮食方面。患有慢性肾炎、肾病综合征的患者宜进食低盐、低脂肪、高维生素的食物，有水肿现象者应限制饮水量。患有急性肾炎者应安排低盐、高维生素饮食，限制水的摄入。肾功能不全者应安排优质蛋白质、高钙、高铁、高维生素、低磷的饮食，限制植物蛋白质的食用量，尿少者应限制水、钠和钾盐的摄入量。

（3）病情方面。出现大量血尿时，应卧床休息，并注意观

肾病的治疗与调养

察血压和血红蛋白的变化，如有异常应及时与医生联系。对于出现水肿的患者，应准确记录出入液量，限制水和盐的摄入。休息时应注意观察血压变化，如果血压低，则要预防血容量不足，防止体位性低血压和摔跤；如果血压高，则要预防肾缺血、左心功能不全和脑水肿的发生。同时做好皮肤护理，预防皮肤损伤和感染。服用利尿药时，注意观察尿量的变化及药物的不良反应。

（4）休息方面。患有急性肾炎、急性肾功能衰竭者，必须卧床休息。当病情稳定后，可适当增加活动量。患有慢性肾炎、肾盂肾炎、急慢性肾功能不全者，患病期间应卧床休息，当病情进入恢复期，可以适当活动，合理安排生活，防止病情反复发作。

家人应从哪些方面照顾肾病患者

当家中有肾病患者时，其他人应意识到自己的一言一行都可能影响到患者身体的康复，如果能够通过自己的行动，在各个方面起到一定的积极作用，将会对患者十分有益。

（1）情绪方面。人在患病时很容易产生焦虑或烦躁的情绪，当他急于向你倾诉时，一定要有耐心，善于倾听，这样会使患者的心情得以宣泄，在情绪好转的同时，还能让他感受到家人的关怀与支持，增强治病的信心。

（2）生活方面。如患者自身对所患疾病满不在乎，不按时吃药或休息，家人应起到监督和提醒的作用，使患者重视所患疾病，积极配合治疗。

（3）工作方面。有的患者认为得病后对工作、学习和生活会造成一定的影响，为了消除这些影响，便使自己超负荷运转，其实这样只会加重病情。一旦发现患者有类似的心理倾向，家人应及时进行劝导，帮助患者分析病情，找到最好的解决方式。

护理尿路感染患者应注意哪些问题

在对尿路感染患者进行护理的时候，应注意以下几点：

（1）处于高热、尿路刺激症状明显的患者应卧床休息。体温超过38.5℃的患者，应采用物理降温或按医生的处方注射降温药。可服用碳酸氢钠碱化尿液，以缓解尿路刺激症状。

（2）给患者提供的食物应含有充足的热量、维生素且易消化。鼓励患者多饮水以增加排尿量，促使细菌及炎症渗出物从尿中排出。

（3）在用药前，可先作中段尿培养及药物敏感试验，以便合理地使用抗生素。尿液以清晨隔夜尿为宜。

（4）注意观察药物的不良反应和过敏反应，如果发现异常，应立即与医生取得联系。

（5）对患者做好心理疏导工作。既不能让患者对病情毫不在乎，不按医生处方服药，也不能让患者心理压力过大，应让患者积极配合医生治疗。

（6）了解相关的医疗知识。应让患者明确在症状消失、尿检呈阴性时，仍要服药3~5天，并继续作尿常规检查2~3周。对于尿路感染反复发作者，应积极找到致病原因。

（7）患者应注意个人的清洁卫生，注意饮食调养，起居规律，以增强机体的抵抗力。

为什么要为慢性肾功能衰竭患者进行皮肤护理

为慢性肾功能衰竭患者进行皮肤护理，是预防皮肤感染、压疮以及有关并发症的重要措施。慢性肾功能衰竭患者的肾脏无法把体内有毒物质排出，容易引起皮肤瘙痒，甚至奇痒难忍、无法入睡。这时应避免患者用力抓挠，以防抓破皮肤造成细菌感染，使病情加重。如果实在痒痛难忍，可外用炉甘石洗剂止痒，也可用花椒、雄黄各 60 克，防风、艾叶各 30 克，一起煎汤外洗。针灸也可达到止痒目的，可选用曲池、合谷、血海、足三里等穴。

慢性肾功能衰竭晚期的患者，由于长期卧床受压，引起神经营养紊乱和血液循环障碍，局部软组织持续缺血，营养不良，易发生压疮，因此，做好皮肤护理很重要。应经常帮助患者改变体位，每隔 2～3 小时翻身 1 次。在翻动身体时应注意，不要生硬地拖、拉、推，以免擦伤皮肤。患者床铺要保持平整无皱，清洁干净，没有杂物。患者皮肤要干燥与清洁。如果经常用热水擦洗身体，进行局部按摩，可达到促进血液循环的效果，有效防止压疮发生。

一旦发生压疮，防治皮肤感染就更重要了。此时可以进行局部的红外线照射，使创面保持干燥，促进血液循环，使创面肉芽组织健康生长。在照射时应注意不要造成局部烫伤。

护理慢性肾功能衰竭患者要注意什么

护理慢性肾功能衰竭的患者时要注意以下几方面，有利于减轻患者的痛苦，使病情得到缓解。

（1）注意观察病情。应密切注意病情的变化，每天认真记录体重、血压、出入水量和体内液体滞留的情况。对于呕吐、腹泻频繁的患者应注意是否是由于水、电解质紊乱造成的。若患者因脑部异常或因低钙而出现抽搐、烦躁不安时，应及时保护患者，防止其自我伤害。若出现相关的症状应立即与医生取得联系。

（2）饮食护理。应给患者进食高热量、高维生素、优质低蛋白质的食物。伴有高血压的患者应限制钠盐的摄入。如果已经进行了透析治疗，则应安排高蛋白质饮食。口中有氨味者，容易并发口腔炎，应加强口腔护理。

（3）生活方面。如果患者意识不清、烦躁不安，为防止意外，应在床的四周加上围栏。由于代谢产物易使皮肤痒痛，应及时护理，防止患者抓破皮肤，预防压疮的发生。平时要注意保暖，防止受凉，预防继发感染。注意让患者劳逸结合，增强机体免疫力。

护理急性肾炎患者要注意什么

急性肾炎的自然痊愈率虽高达 90%，但目前还缺乏能阻断发病环节的有效药物，因此增强机体的抗病能力，消除不利因素，防止病情转变成慢性肾炎就显得尤为重要了。在护理急性肾炎患者时，应做好以下几点：

（1）消除感染灶。由于大部分的急性肾炎发生于溶血性链球感染后，因此，对于存于体内的前驱感染，如扁桃体炎、中耳炎、鼻旁窦炎等，应及时治疗。同时注意保暖，做好口腔、皮肤的清洁，消除体内存在的感染病灶。

（2）注意休息。在急性肾炎期，血尿、水肿、高血压症状较明显的患者，应卧床休息4～6周；当病情有所好转，可以下床在室内活动。如果活动后血尿、蛋白尿没有加重，1～2周后就可以到室外活动，也可做些轻松的工作。但一定要定期复查，一旦发现病情加重，就要卧床休息。尿检结果没有恢复正常的患者，需要卧床休息6～12个月。当尿中的红细胞和蛋白质明显减少时，可以慢慢增加活动量，但不宜疲劳，不能进行体力和脑力劳动。如果学生患有急性肾病，在尿检恢复正常前，不宜上学。尿检恢复正常的6～12个月内要避免进行剧烈运动。

（3）合理饮食。可以进食营养丰富、富含维生素且易消化的食物。蛋白质的摄入量应根据病情决定。糖类（碳水化合物）和脂肪的摄入量应保证热量的供应。饮水量应根据尿量及水肿程度而定。如果患有水肿及高血压，应严格限制盐分的摄取。

夏季护理肾病综合征患者要注意哪些方面的问题

对于肾病综合征患者来说，预防复发是最关键的问题。要做好预防工作，必须注意以下几方面：

（1）预防感冒。室内要保持通风透气，空调不宜开得太低，以低于户外5～6℃为宜。避免忽冷忽热，减少因感冒给身体带来的伤害。由于高血压是肾病综合征的主要并发症，所以一定要注意血压的变化。

（2）控制情绪。情绪对患者的病情也有重要影响，因此要学会控制情绪，避免出现紧张、生气、压力过大等情况。可以养花、鸟、鱼来自娱,也可以通过读书看报来调节心情。

（3）调整饮食。饮食要以低盐为主,限制蛋白质的摄入量。不要吃肥肉,如果吃海鲜一定要吃新鲜的,并且要限量。不要食用生冷食物,辛辣的食物也应少吃,以免给身体带来不利影响。夏天气温较高,要注意食物卫生,避免食用隔夜或是酸腐的食物。

（4）坚持运动,减少日晒。适当地进行运动,对于肾脏的恢复才最有利。运动时间以早晨或傍晚为宜,不要在阳光强烈的时候锻炼。如果游泳场地的卫生得不到充分保证,最好不要游泳。夏季天气炎热,肾病综合征患者应根据天气的变化,在中午安排半小时左右的休息时间。要减少日晒的时间,以免因自身抵抗力下降而诱发皮肤炎症,影响身体的恢复。同时应使生活有规律,不要熬夜,最好禁止性生活。

（5）注意个人卫生。夏天出汗较多,要做到勤洗澡,衣物勤洗勤换。避免感染痱、疖,否则易使疾病加重或复发,并要防止蚊虫叮咬。

护理慢性肾盂肾炎患者应注意哪些事项

慢性肾盂肾炎患者,可能只出现腰酸或低热的症状,主要表现是夜尿增多和尿中含有少量的白细胞和蛋白质。在护理方面应注意以下几方面:

（1）慢性肾盂肾炎急性发作期应卧床休息,恢复期再慢慢增加活动量。

（2）性生活期间应注意卫生,性生活后应及时排尿,尤其是女性,因为排尿可以冲走进入尿道与膀胱内的细菌。

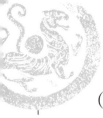
（3）多饮水，及时排尿。

（4）按时按量吃药。

护理肾病综合征稳定期患儿应注意哪些事项

当患有肾病综合征的儿童病情进入稳定期时，家长在护理患儿时也要在多方面加以注意，因为，良好的护理有助于患儿全面康复。

（1）饮食方面。这时患儿会出现蛋白质不足的情况，因此，在饮食中应注意及时补充。可多吃些富含蛋白质的食物，如鱼、瘦肉、家禽、豆制品等。但应限制盐的摄入量，每天不可超过2克。

（2）用药方面。此时孩子的各种症状已基本消失，但家长一定要坚持给孩子用药，不能擅自停用，否则会使病情反复，给孩子带来不必要的痛苦。

（3）保暖与睡眠。应注意根据天气的变化给孩子及时增减衣物；保证孩子有充足的睡眠，并有适当的午睡时间。

（4）运动方面。孩子长期服用激素，会使免疫力下降，容易发生呼吸道感染。所以，家长应严格控制孩子的活动量，避免剧烈运动，以防因疲劳使孩子的病情加重。

（5）避免交叉感染。如果孩子已经去上幼儿园或是上学，则要关注学校的卫生情况，一旦幼儿园或学校出现流行性疾病，则应及时把孩子接回家，防止感染。

（6）注意定期复查小便。家长和较大的孩子可以学会自己看试纸监测尿蛋白的变化，以便更好地掌握病情。

护理急性肾炎患儿应注意哪些事项

（1）防止并发症。孩子患急性肾炎的前 2 周内，必须卧床休息，以减少机体热量的消耗，减轻心脏负担，改善肾脏的血流量，防止心功能不全和高血压脑病等并发症。当水肿消退、血压平稳、肉眼血尿消失时，可以让患儿下床进行适量的室内外活动，比如散步。

（2）注意饮食调理。在患病初期，应安排低盐和低蛋白质饮食，每天食盐的摄入量不超过 2 克，蛋白质的摄入量可按每天每千克体重 0.5 克来计算。忌食鸡蛋、鸭蛋，宜多吃水果。当水肿消失、血压正常后，即可恢复正常饮食。

怎样做好肾病患者的冬季护理

冬季，由于皮肤排毒作用降低，因此使肾脏负担加大，这时，患有肾炎、高血压肾病、尿毒症等慢性肾病的患者病情容易恶化和反复。需要从以下几方面入手，做好肾病患者的护理工作，才能使患者安稳、健康地度过冬季。

（1）注意饮食。由于患者容易在冬季食用大量的蛋白质，使病情加重，因此，在冬季，为了自己的健康，肾病患者一定要少食用高蛋白质、高脂肪的食物。如果患者在一饱口腹之欲后出现食欲下降等症状，千万不要忽视，要积极前往医院进行检查，因为这很可能是肾病复发的前兆。

（2）注意预防感冒。冬季是感冒的多发季节，肾病患者机体免疫力低下，如不提早采取防护措施，很容易发病。另外，患者容易因只出现了畏寒、怕风、咽喉不适等轻微症状而

肾病的治疗与调养

不加重视。事实上,冬季感冒对肾功能的损伤非常大。比如,急性肾炎患者会在患上感冒后的 10～14 天,出现水肿、尿血等症状,且肌酐、尿素氮急剧升高。因此,肾病患者一定要注意预防感冒,以免引起严重后果。

(3)注意坚持锻炼。缺乏锻炼也是肾病患者在冬季病情加重的一大原因。这是因为,适量的运动对于损伤修复、防止肾小球硬化、提高机体免疫力都有着极其重要的作用。在冬天,患者可以进行一些室内运动,在天气晴好时,宜适当参加户外活动,给自己的健康加分。

肾病患者的健身与运动

体育锻炼对肾病患者有哪些益处

患有肾病的人多身体虚弱，积极参加体育锻炼可以增强患者的身体素质和抵抗力，有益于预防肾病的发生。体育锻炼的主要益处有：

（1）可以使肾脏的排泄能力增强，促进体内有害物质的排泄。这是因为在运动中为了保持体内环境的稳定，肾脏就必须加速排泄各种废物，以维持运动能力。

（2）可增强肾脏的重吸收功能。运动使体内的水分减少，为了保持水分和盐分，肾脏就会加强对这些物质的重吸收。比如，患有泌尿系统结石的患者就应多进行体育锻炼，这样就可以增加肾血流量，促进尿液的排出，从而防止感染、防止结石形成、促进已形成的结石的排出。

肾病患者进行体育锻炼应坚持什么原则

肾病患者在进行体育锻炼时，要本着量力而行、循序渐进、持之以恒的原则，才会收到良好的效果。在选择锻炼项目时,应了解各种运动的特点,结合自身情况、实际需要和兴趣爱好选择合适的项目。在运动量适当的情况下,不必局限于某一种运动,可以几种运动穿插进行。运动量也可进一步加大,但要注意适度,不可勉强或操之过急,否则会影响身体的恢复。

锻炼应在医生或教练的指导下进行,要定期进行脉搏、呼吸和血压监测。如在运动后只出现肌肉酸痛的感觉,可以保持原来的运动量或是稍微加大运动量;如果出现局部疼痛,则应减少运动量或更换运动项目;如出现麻木感,应停止运动,待查明原因后再调整运动方法。

总之,要通过锻炼达到增强体质、帮助康复的目的,就要持之以恒,特别是在取得初步成效的时候,更要督促自己坚持下去。

肾病患者选择多大的运动量才合适

肾病患者在进行锻炼时,究竟什么样的运动量才是最合适的,对身体能起到积极的作用,可以通过以下几方面来判断:

(1)锻炼后心情愉悦,疲劳感在几小时内就可消失。

(2)尿化验蛋白质量和红细胞没有明显增多。

(3)锻炼后没有出现水肿,多次测量血压均正常,没有波动。

如果基本符合以上几点,则说明运动量较为适宜,否则就应适当减少运动量。

急性肾炎患者运动时应注意哪些问题

对于急性肾炎患者来说，适当的运动才是最好的恢复方法，如果长期卧床、足不出户，不但会使机体抵抗力降低，还可能导致全身各器官功能出现衰退。急性肾炎患者进行运动时要注意两点：一是运动的时机，发病后几周内的身体状况并不适宜运动，因此要等症状有所好转时，再进行适当的运动。二是运动要适度。刚开始运动时，适宜进行

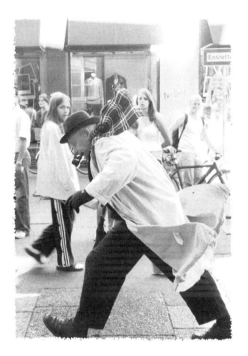

做操、散步等舒缓的运动；当身体状况得到进一步改善时，可以尝试慢跑、太极拳、羽毛球、兵乓球等运动。

哪些运动适合慢性肾炎患者

慢性肾炎患者在病情稳定的时候，适当地进行锻炼，可以有效提高自身的抗病能力，改善体内脏器的血液循环，促进身体的早日康复。

慢性肾炎患者可选择的运动项目包括散步、慢跑、做广播操、骑车、游泳、武术等，但不能参加体育比赛。慢性肾炎患者所选的项目可以传统的体育保健方法为主。传统体育保健方法的特点为动静结合，内外兼修，意气相依，身心并重。动

可活顺血气,疏通经络,强壮筋骨,滑利关节,调适脏腑;静可放松心情,敛神纳意,全神贯注,正气旺盛。也就是说,患者需要在精神舒畅和情绪安宁的状态下进行锻炼。既要在运动时保持平心静气、全神贯注的状态,即"动中有静";又要保持呼吸的自然和谐,即"静中有动"。只有动静结合,才能强筋壮骨、补气生血、练精生神。

患者可结合自身的特点和医生的指导选择运动项目,尤其要注意劳逸结合,避免运动过量而加重病情。

哪些运动适合多囊肾患者

如果患者的病情没有什么大碍,囊肿之间虽然有轻微的压迫,但压力并不是特别大,是可以进行一些安全性较高的运动的,但不宜进行过于激烈的运动,比如打篮球等。如果患者的囊肿之间产生的压力已经相当大,就要相应地减轻运动的强度,另外要避免撞到肾脏部位,以免造成囊肿破裂。如果出现血尿症状,囊肿则更容易破裂,为了避免血尿再次发生,应尽量做些弯腰幅度较小、震动较少的运动,如散步、呼吸操等。

对肾病有调理作用的健身操怎么做

经常做些益肾强体的健身操,对于肾病患者的康复十分有益。下面就介绍几种简单易行的体操:

(1)伸展操。全身放松,端坐,两腿自然分开至与肩同宽;双手屈肘侧举,手指向上伸,与两耳齐平。将双手上举,同时吸气，注意不要用力过猛，肋部感觉到牵动就可以了。复原，呼气。可连续做 3～5 遍，视自身情况，每天做 3～5 次。

功效：通筋活络、畅达经脉。

（2）抛物操。全身放松，端坐，左臂屈肘轻置于腿上；右臂屈肘，手掌向上做抛物动作，以 3～5 次为宜。做抛物动作时，手向上空抛时吸气，动作可略快，复原时呼气。

功效：气归于丹田，可以缓解年老、体弱、气短者的不适症状。

（3）健腰操。全身放松，端坐，两腿自然放置；先缓慢地向左右各转动身体 3～5 次；然后双脚向前摆动 10 次，可根据个人情况，适当进行增减。转动身体时，躯干要保持正直，不要前俯或后仰。另外，动作不宜过猛。

功效：益肾强腰。

（4）生热操。全身放松，端坐，宽衣，双手摩擦至生热后，将掌心贴于腰间，上下搓摩，直至腰部感觉发热为止。

功效：温肾强腰，舒筋活血。

（5）前倾操。双脚并拢，两手交叉，向上举过头顶；俯身向前，双手尽量触地。然后下蹲，双手抱膝，同时默念"吹"，但不发出声音。可连续做 10 次左右。

功效：补肾固精、通筋活络。

肾病患者在什么情况下应停止运动

肾病患者进行适度的运动，可以增强机体抵抗力，促进身体康复。但一旦出现下列情况，则必须停止运动，卧床休息。

（1）水肿严重。如果出现下肢水肿，全身水肿，甚至出现胸水、腹水等症状，就说明已经达到中、重度水肿，必须卧床休息。

（2）血压偏高。高血压可能引起头痛、头晕、呕吐等症状，如患者出现上述症状，应及时测量血压。如果血压偏高，就应卧床休息。如果血压猛然升高导致惊厥或抽搐，则应住院治疗。

（3）心肺功能受损严重。如果出现心慌、气短、咳嗽甚至咳血，则说明肺部有瘀血、感染或心力衰竭等严重情况，这时不但要卧床休息，还要及时到医院治疗。

（4）肾功能损伤严重。如果患者尿量明显减少至每天500毫升左右，或出现肉眼血尿，则说明肾病进入发作期，应卧床休息。

（5）其他异常情况。当尿蛋白质出现2个加号以上，或有血沉增快、血尿素氮、肌酐升高，肌酐清除率明显降低等表现，则说明肾功能异常，应卧床休息并作进一步检查。

哪些肾病患者适宜选择室内运动

一些重症肾病患者，尤其老年肾病患者，由于身体虚弱，往往长时间不能下床运动。长此以往，容易导致精神委靡、抵抗力下降，甚至出现骨质疏松、肌肉萎缩等并发症。这些患者即使无法进行户外运动，也应在室内进行适当运动。比如室内散步、下蹲起立，老年人还可以做些床上运动，比如活动上下肢、拉起放下、左右分开等。这样的运动有利于身体的康复，但应注意要量力而行，家人应在一旁看护，以防发生意外。

肾病患者的
饮食调养方案

　　肾病患者不宜食用咸味食物，应尽量避免烟酒刺激，少食辛辣、油腻食物，以免影响食欲，加重病情。

肾病患者平时的饮食调养

合理的饮食对改善病情有什么帮助

肾脏是人体重要的排泄器官，肾脏疾病会造成机体的排泄障碍，影响患者的生活质量，甚至威胁患者的生命。饮食调养是治疗肾脏疾病的重要手段之一，通过合理的饮食调养，可改善患者的症状、控制病情的发展，从而达到促进康复、延长寿命的目的。

肾病患者应怎样吃

肾病患者常因病程长、疾病迁延不愈、心理情绪不稳定，出现食欲差、进食少等情况。这会影响热量、蛋白质、维生素等必需营养物质的摄入，从而引起一系列不良反应。不仅有碍患者的治疗，还会使机体抗病能力下降，导致病情加重。因此，保持良好的食欲，科学饮食，对肾病的治疗十分重要。要做到科学饮食，增进患者的食欲，可采用以下措施：

（1）保持良好的心态。肾病患者要了解疾病，正确对待疾病，不要因病程漫长而寝食不安，也不要因暂时好转而忽视饮食调养。保持良好的心态是科学饮食的前提，有利于增进患者的食欲。

（2）饮食宜清淡。肾病患者不宜食用咸味食物，如酱菜、咸蛋、咸鱼、咸肉等；宜食用酸甜和鲜香食物，如山芋粥、红薯粥、红小豆粥、西瓜羹、橘子羹、绿豆汤、鱼汤、鸡汤等。同时，应尽量避免烟酒刺激，少食辛辣、油腻食物，以免影响食欲，加重病情。

（3）饮食宜多样化。食物的多样化可增强食欲，全面补充营养，从根本上改善病情，如砂仁薏米粥、神曲芡实糯米粥等都是很好的选择。应多吃新鲜蔬菜，尽量做到花样翻新。主食可选食馒头、花卷、包子、饺子、米饭、粽子、烙饼等，同时要根据个人口味灵活调剂。适量食用豆制品，如豆腐皮、豆腐干、豆腐脑、豆浆等。精心的烹调可使食物既有营养，又保持色、香、味俱全，有助于增强患者的食欲。

（4）保持清洁整齐的用餐环境。在用餐前，应使周围环境清洁整齐，空气新鲜，室温适宜。洁净的餐具能使患者感觉轻松、舒适，也有利于增进患者的食欲。

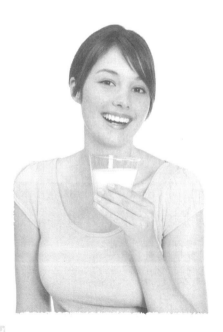

肾病患者必须改变哪些不良饮食习惯

（1）偏食。人体的营养需要是多方面的，而有些患者由于不正确的忌口或偏食，长期食用单一食物，造成不同程度的营养缺乏，影响机体的营养平衡，从而导致疾病加重或复发。另外，长期食用单一食物还可使肾结石的发生概率增加。

（2）暴食。有些患者不注意节制饮食，常常进食过猛或过饱，特别是逢年过节、朋友聚餐时，更是暴饮暴食，这样不仅会加重胃肠负担，长此以往还会加速肾硬化。

为什么不可在睡前食用补品

一些体质比较虚弱的中老年患者需要适当服用一些补血益气的滋补品，有的患者习惯睡前服用这类补品，认为这样更有利于吸收。事实并非如此，因为人到中老年时，血液的黏度会增加，同时在睡眠时人的心率减慢、新陈代谢降低，如果在此时服用补品，尤其是含糖量高的补品，会增加血黏度，可能引发脑梗死。所以，患有肾病并伴有高血压、冠心病和脑血管病的人，不宜长期服用含糖量高的滋补品，更不宜在临睡前服用。

肾病患者应常吃哪些食物

◈ 萝卜

萝卜有消食积、化积滞、清热化痰、下气宽中、清热解毒的功效。主治食积腹胀、痞满不舒、咳嗽痰多、失音、消渴、便秘、利尿、补虚、乳肿、乳汁不通等症。

萝卜中含有的芥子油和各种消化酶、膳食纤维，能增强食欲,帮助消化。常吃萝卜也可促进胃肠蠕动,通畅大便,能治疗消化不良性腹泻、溃疡性结肠炎、不完全性肠梗阻等胃肠疾病。

◈ 茄子

茄子有清热解毒、活血止痛、消肿利尿、健脾和胃的功效,适用于高血压、高脂血症、乳腺炎、大便下血、咳嗽、跌打肿痛、疮、痈、皮肤溃疡、蚊虫咬伤等症。

茄子营养丰富,其皮层中含有大量的维生素 E 和维生素 P,有软化血管的作用,可增强血管弹性,降低毛细血管通透性,防止毛细血管破裂,对防止小血管出血有一定作用。经常吃茄子可保护心脏和血管,对动脉硬化、心脏病患者均有益处。

◈ 韭菜

韭菜有补肾益气、宣痹止痛、行血散瘀、润肠通便等功效,适用于阳痿、早泄、遗精、多尿、闭经、反胃、腹中冷痛、吐血、衄血、尿血、产后出血等症。

男性常食韭菜,可治疗肾功能衰竭、性功能低下等症,故韭菜在民间有"壮阳草"之称。女性常食韭菜,可活血化瘀,行气导滞。此外,韭菜中的挥发性精油及含硫化合物等特殊成分散发出一种独特的辛香气味,还有助于疏调肝气,增进食欲,降低血脂。

◈ 荠菜

荠菜有清热解毒、利水消肿、降压明目、凉血止血的功效,适用于水肿、淋病、痢疾、急性肾炎、慢性肾炎、前列腺炎、尿路疾病(尿路感染、尿路结石)等症。

现代研究证明,荠菜可改善肾脏病理变化,降低血压。患有肾炎、乳糜尿等湿热病症者,吃荠菜可使尿蛋白质减少,降低血压。

◈ 莲藕

莲藕生食有清热生津、润肺、散瘀消肿、止血的功效,适用于热病烦渴、衄血、吐血、淋病等症。熟食有健脾益胃、消食、止泻固精的功效,适用于久泻、久痢、食欲不振等症。

另外,莲藕中所含的黏液蛋白质和膳食纤维,能与人体内的胆酸盐、食物中的胆固醇及三酰甘油结合,使这些物质从粪便中排出,从而减少脂肪吸收,因此有减肥、养颜及预防动脉硬化的功效。

◈ 莴苣

莴苣有清热利尿、消积下气、增进食欲、宽肠通便的功效。适用丁脘腹痞胀、食欲不振、大便秘结、小便不利、消化不良、食积停滞、消渴、尿血等症。

莴苣略带苦味,可刺激消化酶分泌,有增进食欲的作用。食用其乳状浆液可增强胃液和胆汁的分泌,从而促进各消化器官的功能。对消化功能减弱、消化道中酸性降低和便秘患者有非常好的治疗作用。莴苣所含的钾盐,有利于水和电解质的平衡,利于排尿,对防治肾结石有一定的效果。

◈ **山药**

山药具有健脾益肺、强精固肾的功效。

现代研究证明，山药除了含淀粉质、精蛋白质外，还含有尿囊素、精胺酸、淀粉酶等成分，补而不腻，为食补佳品。煎汤服用山药粥，可补肾益精、固涩止遗，经常食用可防治阳痿、早泄、遗精、腿软等症。

◈ **玉米须**

玉米须为植物玉蜀黍的花柱。人们收获玉米时，常将它当做废物丢弃。其实，它是一种治疗水肿的价廉且效佳的良药。

玉米须有利水消肿、利胆止血、降压降糖等功效，适用于水肿、高血压、慢性肾炎、慢性胆囊炎及糖尿病患者的辅助治疗，特别对各种病因引起的水肿效果较佳。

◈ **花生衣**

花生衣，中医亦称为红衣，其味甘、涩，性平。花生衣富含止血素，能对抗纤维蛋白质的溶解，可用于治疗内外各种出血症，比如尿血、消化道出血等，可使受损的肝脏血管得到修复与保护。食用后能迅速止血，并能使血肿快速消退，而且对原发病也有一定的治疗作用。7～10 克花生衣，其止血效果与 400～500 克的花生米相当。

◈ **香菇**

香菇味甘，性平，有健脾和胃、理气化痰、止血、抗肿瘤的功效，适用于胃炎、肾炎、食欲减退、大便秘结、坏血症、肿瘤等症。

香菇所含的特殊氨基酸，能使尿蛋白质明显下降，对多种肾病都有一定的辅助治疗作用；所含的麦角甾醇，在紫外线照射下，可转化为维生素 D_2，促进钙质的吸收，并有助于增强人体抵抗疾病的能力。

◈ 黑木耳

黑木耳有止血活血、润肺健身、通利大便等功效，适用于血痢、血淋、崩漏、痔疮出血、尿血、大便干结、牙痛、眼底出血、脑血管病、肾结石、冠心病等症。

体内初有结石者，坚持每天吃 1～2 次黑木耳，疼痛、呕吐、恶心等症状一般可在 2～4 天内缓解，结石能在 10 天左右消失。这是因为黑木耳含有酵素和生物碱，能促进消化道与泌尿道各种腺体的分泌，并能协助这些分泌物质催化结石，润滑管道，使结石排出。黑木耳还含有多种矿物质，也能对各种结石产生强烈的化学反应，可剥脱、分化、侵蚀结石，使结石不断脱屑缩小，然后经管道排出。

◈ 海带

经专家研究发现，海带表面有一种白色粉末状物质，略带甜味，名为甘露醇。甘露醇在海带中的含量高达 17%，具有良好的利尿作用，可治疗肾功能衰竭、药物中毒、水肿等症。

此外，海带中还含有藻酸，这种物质能使人体中过多的盐分排出体外，不仅对高血压患者有好处，对肾病也有独特的预防作用。

因此，医生建议，有肾功能衰竭等肾脏疾病的人应多吃些海带。

◈ 荔枝

荔枝味甘,性温,具有补益气血、添精生髓、生津和胃、丰肌泽肤等功效,适用于病后津液不足、肾亏梦遗、脾虚泄泻、健忘失眠等症。

现代研究发现,荔枝还可改善肾功能,适用于治疗遗精、阳痿、早泄、性冷淡等症。

◈ 乌梅

用乌梅治病的一个主要原因是取其酸味,酸可开胃,刺激胃液分泌,有生津之效。

现代医学研究表明,乌梅有利胆功效,能使胆囊收缩,促进胆汁分泌。同时乌梅有显著的抗菌作用,对痢疾杆菌、大肠埃希菌、伤寒杆菌、绿脓杆菌、霍乱弧菌、结核杆菌和各种皮肤真菌等均有抑制作用,并有抗蛋白质过敏的功效。

◈ 山楂

山楂味甘、酸,性微温。有消食化积、散瘀、生津的功效。可治内积食滞、腹痛泄泻、细菌性痢疾、产后恶露不尽、小儿疳积、高脂血、高血压等症。

山楂所含的大量维生素 C 和酸性物质,可促进消化;并可扩张冠状动脉,增加冠状动脉的血流量,从而改善心肌活力。山楂含钙丰富,是儿童补钙的佳品。老年人常吃山楂,可增进食欲,改善睡眠,保持骨骼和血液中钙的平衡,预防动脉粥样硬化。

◈ 葡萄

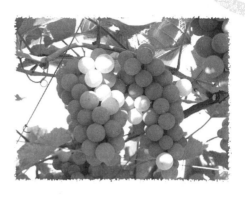

葡萄有益气补血、强筋健骨、滋阴润肺、利水消肿的功效。可主治五脏劳伤、气血不足、阴虚咳嗽、潮热盗汗、心悸不宁、下肢水肿、尿少等症。

总体来说，葡萄新鲜时除含糖分较多外，还含有大量果酸，能帮助消化，健胃消食。神经衰弱和过度疲劳者常食葡萄可缓解症状。此外，葡萄含有的铁质也相当丰富，是儿童、妇女及体弱贫血者的滋补佳品。

◈ 西瓜皮

西瓜皮又称西瓜翠衣，具有清热解暑、生津止渴等功效，适用于慢性肾炎、高血压等症。

西瓜皮是著名的中成药"西瓜白霜"和"西瓜黑霜"的原料之一。西瓜白霜是治疗咽喉肿瘤的良药；西瓜黑霜可用于治疗慢性肾炎水肿和肝硬化腹水。

◈ 绿豆

绿豆性凉，味甘，有清热解毒、消暑除烦、止渴健胃、利水消肿等功效。

现代研究表明，绿豆中所含蛋白质、磷脂均有兴奋神经，增进食欲的功能。绿豆含丰富的胰蛋白质酶抑制剂，可以减少蛋白质分解，减少氮质血症，进而保护肾脏。

肾病的治疗与调养

◈ **红豆**

红豆有消水利肿、解毒排脓、利湿退黄等功效,适用于水肿腹满、脚气水肿、热毒痈疮、乳痈、丹毒、肾炎水肿、肝硬化、肝腹水等症。

红豆含有丰富的膳食纤维,具有良好的润肠通便、健美减肥、降血压、降血脂、调节血糖、预防结石、解毒抗癌的功效。红豆中含的皂角苷,可刺激肠道,有很好的利尿作用,可作为肾病、水肿、心脏病患者的理想食品。

◈ **松子**

松子味甘,性微温,具有强阳壮骨、益血美肤、润肺止咳、滑肠通便等功效。

现代研究发现,松子中含有较多不饱和脂肪酸、优质蛋白质、多种维生素和矿物质。经常食用可起到延缓衰老、提高免疫力、增强性功能等作用,对食欲不振、疲劳感强、遗精、盗汗、多梦、体虚缺乏勃起力者有较好的疗效。

◈ **莲子**

莲子有补脾涩肠、养心固肾的功效。

现代研究证明,莲子中含有莲子碱、莲子糖等成分,钙、磷、铁的含量也相当丰富,是健康食品,常吃可治梦遗、滑精、尿频、妇女白带增多等,是著名中成药金锁固精丸的成分之一。

◈ **枸杞子**

枸杞子味甘,性平,有滋补肝肾、益精明目、和血润燥、泽肤养颜等功效，适用于肝肾阴虚、头晕目眩、视物昏花、遗精阳痿、面色暗黄、须发枯黄、腰膝酸软、阴虚劳嗽、老年人消渴等症。

现代研究发现，枸杞子具有增强机体抵抗力、降低血中胆固醇含量、抗动脉粥样硬化、改善皮肤弹性、提高性兴奋等作用。常食枸杞子，可延缓衰老、美肤益颜，并提高性功能。

◈ **核桃仁**

核桃仁具有补肾、温肺、润肠等功效，适用于肾虚引起的腰膝冷痛、遗精、尿频等症。

现代研究表明，核桃仁中所含的锌、铬、锰等元素在降血压、降血糖和保护心脑血管等方面具有重要作用，尤其适用于慢性肾炎兼高血压患者。

◈ **鸡蛋**

鸡蛋几乎含有人体需要的所有营养物质，故被人们称为"理想的营养库"。鸡蛋具有健脑益智、强身健体、延缓衰老等功效。

鸡蛋是性生活后恢复元气最好的"还原剂"，我国民间现在还流传着新婚晚餐要吃煎鸡蛋的习俗。肾病患者经常补食鸡蛋有助于身体迅速恢复。

◈ **鸭肉**

鸭肉性微寒，味甘、咸，有养胃滋阴、清肺补血、利水消肿的功效，可用于治疗血晕头痛、阴虚失眠、肺热咳嗽、肾炎水肿、小便不利、低热等症。经常食用鸭肉对体弱阴虚、水肿食少、大便干燥、低热和水肿者最为有益。

◈ 羊肉

羊肉味甘,性热,具有补肾壮阳、暖中驱寒、温补气血、开胃健脾等功效。

现代研究表明,羊肉是一种极好的滋补品。常吃羊肉可增强血液循环,起到保护胃壁、帮助消化、温肾助阳的作用,冬季食用羊肉尤为适宜。

◈ 驴肉

驴肉味道鲜美,是一种高蛋白质、低脂肪、低胆固醇的肉类,因此民间有"天上龙肉,地上驴肉"的说法。

驴肉味甘,性凉,有补气养血、滋阴壮阳、安神去烦的功效。

驴肾味甘,性温,有益肾壮阳、强筋壮骨的功效,可治疗阳痿不举、腰膝酸软等症。

◈ 动物肾脏

食用动物肾脏具有补肾益精的作用,是中医学"以脏养脏"理论的具体体现。例如,羊肾含有丰富的蛋白质、脂肪、维生素 A、维生素 C、维生素 E、钙、铁、磷等,有生精益血、壮阳补肾的功效,适宜肾虚阳痿者食用。

◈ 鲫鱼

鲫鱼味甘,性平,有健脾利湿、利尿消肿、温中下气、温胃散寒的功效,适用于脾胃虚弱、乏力、消渴、水肿、痢疾等症。

现代研究表明，鲫鱼的营养价值非常高，其肉中含有丰富的水溶性蛋白质、蛋白质酶和人体必需的各种氨基酸。鱼油中含有大量的维生素 A 和不饱和脂肪酸等，这些物质可改善心脑血管功能，降低血黏度，促进血液循环。鲫鱼对慢性肾小球肾炎水肿和营养不良性水肿等病症均有较好的食疗作用。

◈ 鲤鱼

鲤鱼味甘，性平，各部分都可入药。可主治肝硬化、腹水、水肿、慢性肾炎、咳嗽气喘、反胃吐食、中耳炎等症。

鲤鱼肉在三磷酸腺苷（ATP）的帮助下，能使体内的氨态氮与谷氨酸合成无毒的谷氨酰，使血氨下降，从而减轻肝昏迷症状。鲤鱼还能增加机体的抗病能力，缓解汞、铅、苯等慢性中毒症状，同时还有抗过敏、促进伤口愈合的作用，也有改善心肌功能及保护血管的功效。

◈ 黑鱼

黑鱼味甘，性寒，有健脾利水、滋阴壮阳、补气养血、解毒杀虫的功效，适用于慢性肾炎水肿、脚气、痔疮、耳痛、沙眼等症。

黑鱼含丰富的锌、钙、硒，有促进儿童生长发育、抗衰延年的作用。黑鱼肉内含有 8 种人体所无法合成的氨基酸，必须每日从膳食中获取，而食用黑鱼则可以补充这些氨基酸。

◈ 鳝鱼

鳝鱼味甘，性平，有补肝益肾、驱风除湿、温脾止泻的功效，适用于产后虚损、腰腿酸软、子宫脱垂、久泻、脱肛、糖尿病、下肢溃疡等症。

鳝鱼肉中含有人体所需的多种氨基酸，特别是组氨酸的含量较高。鳝鱼的微量元素和维生素A的含量非常丰富，可促进人体新陈代谢，提高性功能。

◈ 虾

虾味道鲜美，滋补和药用价值都较高。中医学认为，虾味甘、咸，性温，有补肾、填精的功效。凡久病体虚、气短乏力、不思饮食者，都可将其作为滋补食品。

◈ 牡蛎

牡蛎味咸，性微寒，有滋阴壮阳、补肾涩精等功效，适用于阴虚阳亢所致的烦躁不安、头晕目眩、心悸失眠、虚汗、遗精、崩漏等症。

男性常食牡蛎，可提高性功能及精子的质量，并对遗精、虚劳乏损、肾虚阳痿等有较好的食疗作用。

◈ 淡菜

淡菜又名珠菜、壳菜，其味咸，性温，有温肾固精、益气补虚的功效。适用于男子性功能障碍、遗精、阳痿、消渴等症。男子常食可强壮身体，增强性功能。

◈ 各类调味品

在菜肴中加入葱、姜、蒜、辣椒等刺激性调味品，不仅可增加菜肴的色、香、味，而且有良好的保健作用。其中，葱有较强的杀菌作用,能促进消化液分泌,从而有效地刺激食欲。葱头还含有前列腺素 A,有舒张小血管和减少血管阻力的作用,有助于防治高血压。生姜能抑制体内的过氧化脂质,有效降低血脂,并对血管及肾脏具有保护作用。大蒜可以杀菌、降脂。洋葱几乎不含脂肪,其精油中还含有能降低胆固醇的含硫化合物,并含有前列腺素,能激活血中纤维蛋白质活性成分,还可扩张血管,且对减轻肾小球"三高"(高灌注、高压力、高滤过)有益。

另外,韭菜、辣椒、醋等调味品都有一定的保健作用。因此,肾病患者可在菜肴中加入少量葱、姜、蒜等调味品。

应该注意的是,这些调味品多数辛辣,对咽喉刺激较大,肾病患者如果咽喉炎症反复不愈,应尽量少食或不食。

肾病患者应禁食或慎食哪些食品

◈ 香蕉

很多人认为,香蕉营养丰富,香甜爽口,人人都可以吃。但是,有急性肾炎、慢性肾炎和肾功能不全的患者却不宜吃香蕉。因为香蕉含有较多的钠盐,而肾炎患者的水肿、高血压都必须限制摄入钠盐。如果肾炎患者经常吃香蕉,就等于摄入大量的钠盐,易使肾脏负担加重,水肿、高血压等症状也会随之加重。

◈ 杨桃

杨桃具有清热解毒、生津利尿的功效,适用于风热咳嗽、牙痛、口腔溃疡、尿道结石、酒精中毒、小便不利等症,但肾功能异常者千万不可食用,以免引起中毒反应。

据专家推测,杨桃可能含有某种毒素,或其中的某种成分在体内代谢后具有毒性,此种毒素或代谢产物必须通过肾脏清除。正常人进食杨桃不会中毒,而肾功能衰竭患者因肾功能出现障碍,容易发生中毒反应,出现顽固性呃逆、肢体麻木、身体乏力、思维混乱、昏迷、腹泻、血尿等症状。

杨桃中毒后及时进行血液透析(血透),绝大多数可以好转。如不及时进行血透治疗可能导致死亡,血透开始的时间较晚也可能会导致脑细胞不可逆的损害,对患者预后不利。

◈ 豆制品

最近,科研专家检测了 10 多种大豆以及 13 种以豆类为原料的食品,发现大豆及豆制品中草酸盐含量高于营养学会建议量的 50 倍,极有可能促使或加重肾结石形成。

肾结石与体内溶石因素(柠檬酸盐等)及成石因素(草酸盐等)比例失衡有关。多数肾结石是因人体内有溶石作用的柠檬酸盐水平偏低,不溶性草酸钙晶体沉积于肾脏逐渐形成的。因此,肾结石患者在震波碎石或手术去除肾结石后,应慎食富含草酸盐的大豆及豆制品。此外,其他富含草酸的食物,如菠菜、茭白、竹笋、甜菜、芹菜等,肾结石患者也不宜食用。

◈ 甲鱼

自古以来,甲鱼就是补虚佳品。中医实践证明,食用甲鱼对虚劳、遗精等病症有一定的辅助治疗作用。现代医学研究发现,甲鱼营养丰富,不仅有助于肺结核、贫血等多种病症的治疗,还能降低血胆固醇,对高血压、冠心病患者有益。但是,慢性肾功能衰竭患者却不宜食用甲鱼。

对于慢性肾功能衰竭患者来说,甲鱼中的蛋白质能使患者的血尿素氮水平进一步升高,从而加重尿毒症症状。同时,甲鱼中的钙、磷和无机酸又会加剧钙、磷失调,不利于酸中毒的消除。

◈ 食盐

肾病患者应特别注意盐的摄入量。通常情况下,没有水肿或水肿不明显的患者,不用绝对禁盐,可以采取低盐饮食。出现水肿、严重高血压、高血压脑病或心力衰竭症状的患者则应严格禁盐。此类患者如果不注意控制盐的摄入量,就会加重血中水、钠潴留,使水肿加重、血压增高、心力衰竭加重,严重者可导致死亡。

当患者的病情得到缓解时,可以食用少量的盐,最好不含钠,每天摄入盐量应控制在 5 克以内。当然,也不可长期不吃盐,否则会使人的食欲下降,甚至会导致厌食、全身乏力等症状。

◈ 哈密瓜

哈密瓜有清凉消暑、除烦热、生津止渴的功效。它对人体造血功能有显著的促进作用,适用于胃病、咳嗽痰喘、贫血和便秘患者。哈密瓜中的钾离子含量相当高,每 100 克瓜肉中含有 250 毫克左右的钾。钾离子是人体不可缺少的重要物质。然而,体内钾离子含量过高,也会对心脏产生很大负面影响,如出现心动过缓、传导阻滞、心室纤颤,甚至导致心脏突然停搏而危及生命。由于肾功能衰竭者的肾小球滤过效率下降及肾小管功能降低，体内钾代谢紊乱，处理钾的能力减退，如果食用高钾食品，就容易使过多的钾潴留在体内，引发心血管疾患，甚至导致意外情况的发生。所以，慢性肾功能衰竭患者不宜食用哈密瓜。

◈ 维生素 C

维生素 C 是人体不可缺少的营养成分，具有防治坏血病、协助造血、促进创伤愈合、增强机体抵抗力的作用。维生素 C 能够防治感冒，促进肝细胞再生及肝糖原合成，增强肝脏解毒能力，降低血中胆固醇和毛细血管脆性，防止出血倾向，因而对于心血管疾病患者十分有益。

虽然维生素 C 有如此多的功效，但是对于肾功能较差的人来说，却不宜过多摄入。因为体内过量的维生素 C 随着尿液排出体外之前，会先经过肾脏，如果剂量较大，就会加重肾脏的负担。肾病患者本身的肾功能已经受到损伤，这样做只会进一步加重病情，对于身体的恢复有害无益，所以宜少服维生素 C。

◈ 牛奶

近年来，很多人都提倡晚间引用牛奶，原因在于牛奶中含有色氨酸，有助于睡眠。但是，肾结石患者不宜睡前喝牛奶。

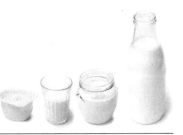

这是因为，人在入眠后尿量减少，尿中各种有形物质增加，可使尿液浓缩。牛奶中含钙较多，而肾结

石中大部分都含有钙盐,结石形成的最危险因素就是钙在尿中的浓度短时间内突然增高,而饮牛奶后2~3小时后,正是钙通过肾脏的高峰期。此时,患者若处于睡眠状态,尿液浓缩,钙通过肾脏较多,更易形成结石。

◈ 咖啡

咖啡不仅可使血压升高,而且能增加胆固醇,加重动脉硬化症状,对肾病不利,因此肾病患者不宜经常饮用咖啡。

◈ 茶

茶虽具有一定的利尿作用,但因浓茶中含有较多的咖啡碱等活性物质,会使血压增高、心跳加快,因此,如喝茶过多过浓,就可能出现心律失常、尿频等症状,从而加重心肾负担,对肾病的恢复极为不利。另外,茶中的咖啡因要经过肾脏进行新陈代谢,这对肾功能不全的人来说,不利于肾脏功能的恢复。所以,肾病患者宜忌喝、少喝茶。

◈ 酒

专家研究证明,饮酒极有可能引起血压升高,且饮酒量与血压水平呈正比,即饮酒越多,高血压的发病率越高。此外,饮酒可使肾素等血管活性物质释放增加,酒精能抑制尿酸通过肾脏排泄,葡萄酒和啤酒在体内代谢还可使尿酸生成增多,对肾脏危害极大。因此,肾病患者尤其是伴有高血压的患者应尽量少饮酒,伴有高尿酸血症的患者应忌酒,特别是不能饮用葡萄酒和啤酒。

个性化的肾病患者饮食调养方案

急性肾炎患者怎样通过饮食调养

饮食调养原则

急性肾炎类型多、临床表现复杂，饮食调养原则要根据患者的肾功能状况和蛋白尿的程度来确定，也应注意患者的水肿和高血压情况。患者饮食调养要本着以下原则：

（1）限制蛋白质的摄入量。急性肾炎发病 3～6 天，肾小球滤过率下降，会产生氮质血症，因此应限制蛋白质饮食。在限制的前提下应设法选食优质蛋白质食物，如牛奶、鸡蛋、瘦肉、鱼等。要尽量降低蛋白质摄入，每日蛋白质摄入量应在40～50 克，每千克体重 0.5 克以下。当病情好转，尿量增多至每日大于 1000 毫升时，可开始逐渐增加蛋白质摄入量，但每日不得超过每千克体重 0.8 克。待病情稳定 2～3 个月后，才可逐步恢复正常摄入量。

（2）伴有水肿和高血压的患者应采用低盐和低钠饮食。低盐饮食一般为每日食盐少于 3 克或酱油少于 10～15 毫升，凡含盐多的食品，如咸菜、泡菜、咸蛋、松花蛋、腌肉、海味、咸面包等，均应避免食用。低钠饮食是指除烹调时不加食盐和酱油外，凡含钠高的食品及蔬菜也应限制，如用发酵粉或碱制作的馒头、糕点、饼干、挂面等。蔬菜中凡含钠超过100毫克/100克以上者均应慎用，全日饮食中含钠最好不超过500毫克。

（3）当出现少尿、无尿或血钾升高时，应限制食用含钾丰富的蔬菜及水果。如黄豆芽、韭菜、青蒜、芹菜、菜花、菠菜、冬笋、春笋、百合、鲜蘑菇、紫菜、榨菜、玉兰片、冬菇、杏、莲藕、高粱、玉米、扁豆、丝瓜、苦瓜等。由于限制含钾较多的食物，食用的蔬菜和水果就要减少，维生素的摄入便会随之明显减少，容易造成维生素缺乏症，因此应注意同时补充各种维生素制剂。

（4）适当补充碱性饮料。患急性肾炎的患者尿液 pH 值呈偏酸性，故宜多饮橘汁、柠檬水、菜汁等碱性饮料，以调节酸碱平衡，有利于身体康复。

（5）宜进食易消化、性平、无刺激性的食品。避免加重胃肠道及肾脏负担，禁吃不易消化的油炸食物，忌吃蛋白质含量高、代谢后产生嘌呤的食物，如动物肝、肾等，因其可引起血尿酸升高。

调养饮食谱

◈ **红小豆粥**

用料：红小豆 100 克，大米 100 克。

制法：将红小豆、大米洗净，放入锅中，加清水适量，熬粥即可。

功效：清热,利水,消肿。适用于湿热型肾炎水肿。

◈ 淡菜皮蛋粥

用料：淡菜 30 克,皮蛋 1 个,大米 80 克。

制法：将淡菜、皮蛋、大米共同煮粥。

功效：清热去火。适用于眩晕、耳鸣且有水肿的肾炎患者。

◈ 西瓜翠衣茶

用料：西瓜青皮 10 克,绿茶适量。

制法：新开水适量沏茶饮用。

功效：清热解毒,利水消肿。适用于急性肾炎或慢性肾炎水肿,伴有上呼吸道感染,且表现为咽喉红肿疼痛、发热者。

◈ 白茅根茶

用料：鲜白茅根 100 克。

制法：将白茅根洗净,放入锅中,加水煎汤即成。

功效：清热利尿,凉血解毒。适用于肾炎水肿患者。

◈ 蚕豆壳冬瓜皮茶

用料：蚕豆壳 30 克,冬瓜皮 50 克,红茶叶 20 克。

制法：将蚕豆壳、冬瓜皮、红茶叶同放入锅中,加清水 3 碗煎至 1 碗,去渣取汁即成。

功效：健脾除湿,利尿消肿。适用于肾炎水肿及心源性水肿患者。

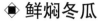

◈ **鲜焖冬瓜**

用料：冬瓜（含青皮）200 克，白糖少许。

制法：将冬瓜洗净，切成块，放入锅中，加适量清水，加入白糖，用小火焖熟即成。

功效：利水消肿，清热解毒。适用于肾炎水肿而偏热者。

◈ **银耳黄花菜汤**

用料：银耳 30 克，黄花菜 150 克。

制法：将银耳、黄花菜放入锅中，加水 5 碗，煎至 1 碗。每次 1 碗，每天服 2 次，7 天为 1 个疗程。

功效：明目养血，滋肾益胃。适用于慢性肾炎血尿患者。

◈ **扁豆香薷银花汤**

用料：扁豆 30 克，香薷、金银花各 15 克，白糖适量。

制法：将扁豆、香薷、金银花同放入锅中，加清水适量煮熟，去渣取汁，调入白糖即成。

功效：清热解毒，健脾祛湿。适用于急性肾炎初期眼睑水肿、咽喉疼痛、小便黄少等症。

◈ **荠菜蛋汤**

用料：鲜荠菜 250 克，鸡蛋 1 个，精盐少许。

制法：将荠菜洗净，放入锅内，加 3 碗水，煮至 1 碗时，加入搅匀的蛋液煮沸，用精盐调味即成。

功效：清热止血，消肿利尿。适用于急性肾炎水肿消退后，症见水肿消退、血压逐渐下降、血尿和蛋白尿减少者。

◈ **冬瓜利水汤**

用料：冬瓜 500 克,鸡精、香油适量。

制法：将冬瓜洗净,去皮切块,放入锅中,加清水适量煮汤,用鸡精、香油调味即成。

功效：利水消肿。适用于急性肾炎水肿患者。

◈ **冬瓜荷叶汤**

用料：冬瓜 500 克,鲜荷叶 1 张,鸡精少许。

制法：将冬瓜洗净,去皮切块;鲜荷叶洗净剪碎。将冬瓜块、鲜荷叶同放入砂锅中,加清水炖熟,调入鸡精即成。

功效：利水消肿,清热解毒。适用于急性肾炎水肿、口渴、咳嗽、心烦、小便短赤等症。

◈ **绿豆冬瓜汤**

用料：冬瓜 500 克,绿豆 60 克,砂糖少许。

制法：将冬瓜洗净切块,绿豆洗净,与冬瓜一齐放入砂煲里,加清水适量,用文火煲 2 小时,加入砂糖调味服用。

功效：清热利水,解毒消肿。适用于急性肾炎早期,症见血尿、眼睑水肿较明显、蛋白尿和高血压患者。

◈ **五神汤**

用料：荆芥 10 克,苏叶 10 克,茶叶 6 克,生姜 10 克,红糖 30 克。

制法：将荆芥、苏叶洗净,与茶叶、生姜一起放入锅中。将红糖放入另一锅中,加清水适量烧沸使红糖溶解。将盛装

肾病的治疗与调养

中药的锅置文火上煎沸,加红糖溶液即成。

功效:发汗解表,祛风止咳。适用于急性肾炎,水湿犯肺而出现眼睑水肿、畏寒、身痛、无汗等症者。

◈ 藿香生姜汤

用料:鲜藿香 50 克,生姜 15 克,红糖 15 克。

制法:将藿香洗净,切成短节;生姜洗净,切成薄片。将姜片、藿香、红糖同放入沸水中,熬 3～5 分钟,滤渣取汁。

功效:益肾、和胃、止呕。适用于急性肾炎初期面部水肿、发热恶寒、呕吐、周身不适等症。

◈ 西瓜鸡汤

用料:带骨子鸡肉 500 克,火腿 50 克,鲜笋 50 克,大西瓜 1 个,生姜、精盐、酱油、植物油、鲜汤各适量。

制法:用刀拍打带骨鸡肉,将鸡骨打碎,切块。将鲜笋、火腿切成片。锅置火上,注植物油烧热,下入鸡肉块、笋片、火腿片,加入生姜、精盐、酱油等调料,再倒入鲜汤(以浸没鸡肉块为度),用小火煨炖。将西瓜洗净,用刀在上端片下一个盖,挖去瓜瓤,放开水中浸泡一下,取出沥干水分。鸡肉煨至熟烂时,立即舀入西瓜内盖好,上笼蒸 30 分钟,待瓜皮呈黄色即可。

功效:解暑利尿。适用于急性肾炎恢复期。

◈ 兔肉枸杞子汤

用料:兔肉 250 克,枸杞子 25 克,姜片、精盐、鸡精、料酒、植物油各适量。

制法：将新鲜兔肉洗净，切成肉丁，与枸杞子共放入锅中，加清水适量，用文火焖熟，加入姜片、精盐、鸡精、料酒、植物油调味即成。每日 1 剂，连服数日。

功效：滋肝补肾，益精和血。适用于急性肾功能衰竭恢复期肾阴虚患者。

◈ 白皮小豆鲫鱼汤

用料：鲫鱼 2 条，桑白皮 60 克，红小豆 90 克，陈皮 6 克，生姜 2 片。

制法：将鲫鱼去鳞及内脏，洗净。将桑白皮、红小豆、陈皮、生姜洗净，与鲫鱼同放入砂煲内，加清水适量，用旺火煮沸后，改用文火煲 2 小时，调味食用。

功效：清热利湿，疏风消肿。适用于急性肾炎，症见眼睑水肿，继则四肢及全身皆肿，四肢沉重，伴恶风发热、咳嗽气喘、小便短少、舌质红、苔薄白者。

慢性肾炎患者怎样通过饮食调养

饮食调养原则

慢性肾炎患者如何改善肾脏功能和消除蛋白尿，直接关系着该症的发展和预后。因此，为了控制蛋白尿，患者要常使用激素及免疫抑制剂等药物，这样就不可避免地会引起一些不良反应，甚至引起严重的并发症，使病情加重。

中医认为，饮食疗法对消除慢性肾炎尿蛋白质有一定效果，而且对改善肾脏功能、增强患者的免疫力都有很大的帮助。只要患者根据自己的病情及体质状况，对症坚持进行调养，对病情的康复将会大有裨益。慢性肾炎患者饮食调养要本着以下原则：

（1）蛋白质的供给。应根据患者肾功能损害的程度来确定蛋白质的摄入量。对于病程长、肾功能损害不严重者，则不必严格限制食物中的蛋白质，但每天不宜超过每千克体重1克，优质蛋白质要达到50%以上。

（2）适当地摄取糖类和脂肪。由于部分患者限制了蛋白质的摄入，其热能的供给要以糖类和脂肪作为主要来源，热量供给视劳动强度而定。从事较为轻松的体力劳动者，成人每日可供给每千克体重126~147千焦。

（3）控制钠盐的摄入。出现严重水肿及高血压时，钠盐的摄入量要控制在每日2克以下，甚至可给予无盐饮食，但一般以低盐为宜。

（4）控制钾盐的摄入量。钾的摄入量要根据血钾水平而定。当血钾高时，要限制含钾高的食物。

（5）给予充足的维生素，尤其要适量补充维生素C。因为长期慢性肾炎的患者可能会有贫血症状，补充维生素C能增加铁的吸收。

调养饮食谱

◆ **薏米粥**

用料：薏米30克，大米100克。

制法：将薏米、大米洗净，放入锅中，加清水适量熬粥。

功效：健脾益胃，利水消肿。适用于肾病水肿且表现为

肾病的治疗与调养

脾气不足、木讷食少、大便稀软者。

◈ 白茯苓粥

用料：白茯苓粉 15 克，大米 100 克，精盐、鸡精、胡椒粉少许。

制法：将大米淘洗干净，与茯苓粉同放入锅中，加清水适量，用旺火烧沸后，转用文火炖至米烂，加入精盐、鸡精、胡椒粉，搅匀即成。

功效：健脾胃，利水肿。适用于慢性肾炎患者。

◈ 葱白紫苏粥

用料：葱白 3～5 段，紫苏叶 10 克，大米 100 克。

制法：先将大米熬粥，将熟时加入葱白、紫苏叶，盖紧锅盖焖一会儿即可。宜趁热食用，每日 1 餐。

功效：温阳，利水，消肿。适用于脾肾阳虚且有水肿者。

◈ 黄芪茯苓粥

用料：黄芪 15 克，茯苓 15 克，大米 100 克。

制法：将黄芪切碎，茯苓切成小块，与大米一起熬成粥后食用。

功效：益气，健脾，利水。适用于肾炎蛋白尿伴水肿而脾气不足者。

◈ 黑芝麻茯苓粥

用料：黑芝麻 5 克，茯苓 20 克，大米 60 克。

制法：将茯苓切碎，放入锅内煎汤，再放入黑芝麻、大米煮粥即成。每日 2 次,早、晚餐服用,连服 15 天。

功效:健脾益气。适用于慢性肾炎、精神委靡者。

◈ **玉米须茶**

用料:玉米须 50 克,冰糖适量。

制法:将玉米须洗净放入锅中,加清水适量,放入冰糖,煎汤即可。

功效:泄热利尿,平肝利胆。适用于慢性肾炎、胆囊炎、高血压等症。

◈ **黄芪红茶**

用料:黄芪 20 克,红茶 2 克。

制法:将黄芪放入锅中,加清水 500 克,煮 5 分钟,去渣取汁,放入红茶即成。

功效:补气健胃,利水消肿。适用于慢性肾炎。

◈ **花生蚕豆汤**

用料:花生米 120 克,蚕豆 200 克,红糖 50 克。

制法:将花生米、蚕豆放入锅中,加清水适量,用小火熬煮至水呈棕红色时,调入红糖即成。

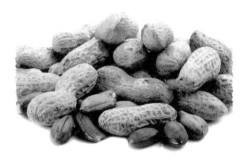

功效:益气、除湿、化浊。适用于慢性肾炎气虚湿浊型患者。

◈ **葫芦双皮汤**

　　用料：葫芦壳50克，冬瓜皮、西瓜皮各30克，红枣10克。

　　制法：将以上各味放入锅中，加水4碗，煎至1碗，去渣即成。服汤，每日1剂，至水肿消退为度。

　　功效：健脾、利湿、消肿。适用于慢性肾炎。

◈ **黑木耳红枣花生汤**

　　用料：黑木耳30克，红枣50克，花生衣30克，白糖少许。

　　制法：将黑木耳、红枣、花生衣同放入锅中，加清水适量，用小火炖烂，加少许白糖调味即成。

　　功效：健脾、补血、止血。适用于肾炎血尿属于脾虚而不摄血者。

◈ **黑豆山药黄芪汤**

　　用料：黑豆50克，山药50克，黄芪30克，茯苓15克，甘草10克，白糖适量。

　　制法：将黄芪、茯苓、甘草一同放入砂锅，加水煎煮30分钟，去渣取汁。将黑豆、山药洗净，加入药汁中，同煮至熟烂，加白糖调味即成。

　　功效：补脾强肾，固摄精气。适用于慢性肾炎患者。

◈ **红小豆乌鸡汤**

　　用料：乌骨雌鸡1只（重约1500克），红小豆100克，黄酒15克，精盐适量。

　　制法：将乌骨鸡开腹弃肠杂，洗净。将红小豆洗净后，塞满鸡腹，淋上黄酒，用线缝合，撒上少许精盐，上锅隔火蒸熟即成。

功效：利水消肿。适用于轻症慢性肾炎水肿及体质虚弱者。

◈ 鸭肉芡实扁豆汤

用料：老母鸭 1500 克，白扁豆 80 克，芡实 60 克，黄酒 30 克，植物油适量。

制法：将老母鸭洗净，取肉切块，下入油锅中煸炒 3 分钟，淋入黄酒，加冷水浸没，上火烧沸，放入精盐慢炖 2 小时，倒入扁豆和芡实，再煨 1 小时即成。

功效：滋阴补虚，除湿益肾。适用于慢性肾炎及肾阴虚之盗汗、遗精患者。

◈ 鹅肉冬瓜汤

用料：鹅肉 250 克，冬瓜 500 克，鸡精适量。

制法：将冬瓜洗净，去皮、瓤，切成块。将鹅肉切细丝，放入锅内，加水炖至七成熟时，加入冬瓜，同炖至肉烂瓜熟，用鸡精调味即成。

功效：祛湿利尿，补肾消肿。适用于慢性肾炎和老年性水肿。

◈ 砂仁鲫鱼

用料：鲫鱼 1 条（约 300 克），砂仁 5 克，精盐、淀粉、香油适量。

制法：将鲫鱼去鳞及内脏，洗净。将砂仁研末后，与精盐、香油拌匀一起放入鱼腹后合拢，用淀粉密封刀口，放入碗内，加清水适量,并用碗盖紧,隔水炖熟即成。

功效:醒脾开胃,利湿止呕。适用于慢性肾炎患者。

◈ 鲤鱼益母汤

用料:鲜鲤鱼 1 条,益母草 10 克,鲜姜 3 片。

制法:将鲜鲤鱼去鳞及内脏,切成段,与益母草、鲜姜同放入锅中,加清水适量,煮 1 小时,去渣取汁即成。每次服用约 200 毫升,每日 2 次。

功效:益气活血,利水消肿。适用于慢性肾炎气虚血瘀型患者。

◈ 何首乌鲤鱼汤

用料:活鲤鱼 1 条(约 500 克),何首乌 3 克,生姜 3 克,精盐、黄酒各适量。

制法:将鲤鱼除去苦胆,保留内脏,不刮鳞,切成段。砂锅中加水,放入何首乌,用小火熬煮 1 小时,去渣留汁待用。另取锅加水 3 碗,放入鲤鱼,用旺火烧沸,下入精盐、生姜、料酒,小火炖 2 小时左右,加入何首乌汁煮沸即成。

功效:补肝益肾,利水消肿。适用于慢性肾炎水肿、肝硬化腹水等症。

◈ 冬瓜牡蛎排骨汤

用料:牡蛎 100 克,冬瓜 600 克,排骨 400 克,生姜 2 片,葱 1 根,红枣 6 个,精盐适量。

制法:

① 将红枣洗净去核,冬瓜刮去皮洗净。将排骨放入沸水

中煮 5 分钟, 捞起洗净。将牡蛎用清水浸泡 10 分钟, 洗净放入大汤碗中, 加入沸水, 加盖焖 30 分钟, 取出沥干水分。

② 炒锅置火上, 放油烧热, 下生姜片、葱段爆香, 加入牡蛎爆香, 取出用热水洗去油脂。煲内加适量的清水烧沸, 放入全部用料, 用旺火烧沸后转用小火煲 3 小时, 用精盐少许调味即成。

功效: 滋阴养血, 利尿消毒。适用于慢性肾炎患者。

◈ 鱼头豆腐汤

用料: 草鱼头 2 个, 豆腐 2 块, 生姜 3 片, 精盐、植物油各适量。

制法: 将鱼头切开, 除鳃洗净。锅内放生姜片、植物油烧热, 放入草鱼头爆香, 加入 4 碗水, 放入豆腐, 煮 1 小时即成。

功效: 祛风补脑, 活血消肿。适用于慢性水肿, 或肾虚头痛、高血压头晕等症。

◈ 黑鱼冬瓜汤

用料: 黑鱼 1 条(约 500 克), 冬瓜 150 克。

制法: 将黑鱼去鳞、鳃及肠杂, 洗净。将冬瓜去皮洗净, 与黑鱼一同入锅, 加清水适量, 共煮至鱼熟汤浓即可食用。

功效: 健脾开胃, 消肿利尿。适用于慢性肾炎患者。

◈ 乌龟炖猪肚

用料: 乌龟 1 只, 猪肚 500 克, 精盐少许。

制法: 将乌龟、猪肚洗净切成小块, 放入锅内, 加清水适量, 用文火炖成糊状, 不放或放少量盐。早、晚各服 1 次, 2 天

肾病的治疗与调养

内服完。间隔 1 天,再服 1 剂。3 剂为 1 疗程。

功效:滋阴清热,益肾补脾。适用于慢性肾炎阴虚内热型患者。

◆ 芝麻核桃散

用料:黑芝麻 500 克,核桃仁 500 克,大枣适量。

制法:将黑芝麻、核桃仁共研成末即成。每次服 20 克,温开水送下,服后嚼服大枣 7 枚。每日 3 次,药尽为 1 疗程。

功效:补肝益肾,益精固气。适用于慢性肾炎肝肾不足型患者。

间质性肾炎患者怎样通过饮食调养

饮食调养原则

间质性肾炎又称肾小管—间质性肾炎,它不是一种单一疾病,而是一组由多种疾病引起,以肾间质炎症和肾小球损害为主要症状,无原发性肾小球和肾小管损害的临床综合征。根据起病急缓及伴随症状,可分为急性间质性肾炎和慢性间质性肾炎。

中医典籍中虽没有间质性肾炎的病名,但结合临床表现,分析该病多由脾肾亏虚、气血两虚、湿热生毒所致,当以健脾补肾、益气养血、清热解毒为治。患者的饮食要本着以下原则:

(1)减少热量。一般按每天每千克体重 125.4～146.3 千焦供给。

（2）多饮水。根据尿量补充水分，改善间质炎症，防止血尿形成及血块堵塞尿路。

（3）低蛋白质饮食。急性期要采用低蛋白质饮食，按每天每千克体重 0.5 克供给。肾功能损伤较轻者按每天每千克体重 0.8 克供给。

（4）适量摄取含钾食物。多尿者应多食含钾食物，以补充钾。多尿多由肾小管重吸收功能受损引起，还应多食补肾、收摄之品。

（5）限制高纤维食物。预防慢性间质纤维化发展，防止肾功能恶化。

调养饮食谱

◈ 百合炒鲜贝

用料：百合 30 克，鲜贝 100 克，葱 20 克，料酒 20 克，白糖 30 克、植物油适量。

制法：将百合水发透煮熟，鲜贝切薄片，葱切葱花。把炒勺置中火上，加油烧至六成熟，下入百合、鲜贝、葱花，翻炒至鲜贝变色，加入白糖、料酒炒匀即成。

功效：清热解毒，滋阴固涩。适用于急性间质性肾炎。

◈ 芡实桂花粥

用料：芡实 20 克，桂花、白糖各适量。

制法：将芡实放入沸水中，煮成白色透明状，调入桂花、白糖即成。当点心食用，每天 1 次，连服 15 天为 1 个疗程。

功效：养血益肝，固肾益精。适用于间质性肾炎，症见肾

肾病的治疗与调养

气不足、尿频者。

◈ 甘薯羹

用料：甘薯 100 克，藕粉、冰糖各适量。

制法：将甘薯去皮切块，加水煮熟后，调入藕粉、冰糖即成。

功效：补虚益气，强肾壮阳。适用于慢性间质性肾炎。

◈ 山楂橘子羹

用料：山楂 50 克，橘子 400 克，白糖 50 克。

制法：将橘子去皮，用纱布绞取汁液。将山楂洗净，去核，放入锅内，加水煎煮 30 分钟，去渣留汁，与橘汁混匀，加入白糖即成。

功效：活血化瘀。适用于间质性肾炎伴有低血钾者。

◈ 杞菊肉丝

用料：猪瘦肉 300 克，鲜白菊花瓣 30 克，枸杞子 10 克，姜丝、葱丝、精盐、鸡精、白糖、料酒、鸡汤、湿淀粉、香油、植物油各适量。

制法：

① 将猪瘦肉洗净，切成约 6 厘米长的丝，菊花瓣用清水洗净，枸杞子用温水洗净。将肉丝用少许精盐、料酒调味，加入湿淀粉拌匀。将精盐、鸡精、白糖、鸡汤、湿淀粉放入碗中，兑成味汁。

② 将炒锅烧热，用油滑锅，注入植物油烧至七成熟，投入肉丝炒散，下入枸杞子、菊花瓣翻炒几下，再下姜丝、葱丝，倒

入味汁炒匀,起锅盛盘,淋上香油即成。

功效:滋阴补肾,养血润燥。适用于肝肾阴虚型慢性间质性肾炎患者。

◈ 莲子仁汤

用料:莲子仁 250 克,湿淀粉、冰糖各适量。

制法:将莲子仁用文火煮熟,调入湿淀粉、冰糖即成。每天 1 小碗,连服 2 周为 1 个疗程。

功效:养心益肾。适用于年老体弱、夜间多尿及心神不宁的慢性间质性肾炎患者。

◈ 白果膀胱汤

用料:猪膀胱 200 克,白果 5 枚,精盐适量。

制法:将猪膀胱用清水多次洗净,放入沸水锅中焯透,捞出切丝,与白果一起煮,至膀胱熟烂时,用适量食盐调味食用。

功效:补肝肾,缩小便。适用于间质性肾炎尿频者。

◈ 枸杞子猪肝汤

用料:枸杞子 30 克,猪肝 50 克,冬虫夏草 10 克,百合 50 克,精盐、鸡精各适量。

制法:将枸杞子、冬虫夏草、百合洗净,用旺火烧沸,转用文火慢煮约 20 分钟,加入猪肝及调料,再煮约 30 分钟即可。分次吃肝喝汤。

功效:补肝益肾,健脾益胃。适用于肝肾阴虚型间质性肾炎。

◈ 红花海鲜汤

用料：水发海参 100 克,鲜鲍鱼 50 克,大虾 2 只,藏红花 10 克,葱、姜、精盐、鸡精、料酒、植物油各适量。

制法：

① 大虾去皮、肠,与海参分别切片。将鲍鱼洗净,放入碗内,加料酒及适量清水,蒸烂后,切成薄片。葱切段,姜切片。藏红花去杂物,放入碗内,加开水沏好。

② 将植物油烧热,投入葱段、姜片煸出香味,倒入蒸鲍鱼的原汤,烧开后撇净浮沫,捞出葱、姜,放入鲍鱼片、虾片、海参片烫透盛出。将料酒、精盐、鸡精、沏好的红花放在锅内烧开,浇在碗中即成。

功效：补肾壮阳,除湿利尿,活血化瘀。适用于慢性间质性肾炎纤维化进展期。

◈ 黑豆煮桂圆红枣

用料：黑豆 50 克,桂圆肉 30 克,红枣 15 枚。

制法：将黑豆、桂圆肉、红枣放入锅中,加水煮烂即成。

功效：补气益脾,养血生津。适用于气血两虚型间质性肾炎。

肾盂肾炎患者怎样通过饮食调养

饮食调养原则

肾盂肾炎是一侧或两侧肾盂和肾实质受非特异性细菌

直接侵袭而引起的感染性疾病。临床以发热、腰痛、排尿异常为主要表现,反复发作者易转为慢性。

中医认为,本病多为湿热流注下焦、膀胱气化不利所致,当以清热利湿、恢复膀胱气化为治。患者饮食要本着以下原则:

(1)饮食宜清淡、易消化,并能提供充足的营养,包括热量、优质蛋白质和维生素A、维生素B_1、维生素B_2、维生素C等。

(2)大量饮水。每日摄入水量应在2000毫升以上,以增加尿量,促进细菌、毒素及炎性分泌物迅速排出。

(3)及时调整酸碱食物,以调节尿液酸碱度。磺胺类、氨基糖苷类抗生素在碱性尿中抗菌作用增强,服此类药物时,可多食用一些碱性食物或碳酸氢钠(小苏打);而四环素族、呋喃坦丁等药物在酸性尿中抗菌作用增强,服此类药物时,可食用酸性食物或补充维生素C,以使尿液酸化。

调养饮食谱

◈ 车前杞叶粥

用料:车前叶60克,枸杞叶30克,大米50克,葱白1段。

制法:将车前叶、枸杞叶、葱白水煎取汁,加大米煮粥服食。

功效:清热、利湿、通淋。适用于肾盂肾炎湿热腰痛、小便异常,或伴有发热、便秘者。

◉ **芡实猪肚粥**

用料:芡实30克,猪肚500克,大米100克,葱、姜、精盐、鸡精各适量。

制法:将猪肚洗净,加清水适量煮熟后,去猪肚,加芡实、大米煮粥,待熟时加入葱、姜、精盐、鸡精调味即成。

功效:健脾益肾。适用于肾盂肾炎引起的脾肾亏虚、面足水肿、神疲乏力、腰膝酸软、头晕耳鸣、大便溏薄、小便频数、淋漓不尽等症。

◉ **玉米面山药粥**

用料:玉米面150克,山药100克。

制法:将山药上笼蒸熟后,去皮切成小块。将玉米面用沸水调成厚糊。砂锅内加入清水,上火烧开,用竹筷拨入玉米糊,小火熬煮至熟后加入山药,一同煮粥即成。

功效:调中开胃,利水消肿。适用于慢性肾盂肾炎水肿、小便淋涩者。

◉ **绿豆猪肝粥**

用料:绿豆60克,猪肝100克,大米100克,精盐、鸡精各适量。

制法:将猪肝洗净,切成片,与淘洗干净的绿豆、大米一同入锅,加清水适量,用旺火煮开后转用小火熬煮,待粥熟后放入精盐、鸡精调味即成。

功效:消肿下气。适用于慢性肾盂肾炎水肿者。

◈ **双仁葡萄粥**

用料：桑仁、薏苡仁各 20 克，葡萄干 10 克，大米 60 克。

制法：将大米淘净，加水适量煮沸后，加入桑仁、薏苡仁、葡萄干，煮至粥熟服食。

功效：益肾利湿。适用于肾盂肾炎腰膝酸痛、尿频、尿痛、头晕、耳鸣者。

◈ **绿豆茶**

用料：绿豆 30 克，绿茶 6 克，红糖少许。

制法：将绿豆捣碎，绿茶装入布袋中，两者同放入砂锅中，加水煮至豆熟后，去掉茶叶包，调入红糖即成。

功效：清热解毒，除湿利水。适用于肾盂肾炎湿热型患者。

◈ **鸡骨草饮**

用料：鸡骨草 30 克，白糖 10 克。

制法：将鸡骨草洗净，切成 5 厘米长的段，放入砂锅中，加清水适量，用旺火煮沸后改用文火煮 15 分钟，去渣留汁，用白糖调味即可。

功效：清肝利胆，化积利水。适用于肾盂肾炎肝胆郁热型患者。

◈ **绞股蓝茶**

用料：绞股蓝 30 克。

制法：将绞股蓝放入锅中，加水煎汁即可。

功效：益气，醒神，利尿。适用于气阴两虚型肾盂肾炎患者。

◈ 竹叶车前茶

用料：竹叶 3 克，车前草 5 克，绿茶 5 克。

制法：将车前草切成小片，与竹叶、绿茶拌匀泡茶。

功效：清热，利尿。适用于急性肾盂肾炎表现为湿热者。

◈ 双瓜葡萄饮

用料：西瓜 100 克，冬瓜 50 克，葡萄 100 克。

制法：将西瓜、冬瓜分别切成块，与葡萄一起放入榨汁机中榨取果汁。

功效：清热生津，利尿通淋。适用于肾盂肾炎伴有发热者。

◈ 西瓜皮绿豆汤

用料：鲜西瓜皮 500 克，绿豆 100 克。

制法：将绿豆洗净，放入锅中，加清水适量，用旺火煮沸后，改用文火煮 10 分钟，去绿豆留绿豆汤待用。将西瓜皮洗净，放入绿豆汤中，煮沸后离火，晾凉饮汤。

功效：清热解毒，利水生津。适用于肾盂肾炎膀胱湿热型患者。

◈ 二瓜茅根汤

用料：黄瓜、冬瓜肉各 300 克，白茅根 30 克，生甘草 10 克，精盐、鸡精各适量。

制法：将黄瓜、冬瓜肉分别切成块。将白茅根、生甘草水煎取汁,放入冬瓜煮至酥熟,再加入黄瓜煮熟,用精盐、鸡精调味即成。

功效:清热除烦,利尿消肿。适用于肾盂肾炎小便涩痛、水肿者。

◈ 二豆沙

用料:红小豆、扁豆各 30 克,红糖适量。

制法:将红小豆、扁豆煮熟,取出压碎,用红糖拌匀服食。

功效:清热解毒,健脾益气。适用于肾盂肾炎湿热型患者。

◈ 竹叶薏苡仁粥

用料:竹叶 30 克,薏苡仁 20 克,石膏 50 克,大米 50 克,白糖适量。

制法:将竹叶、石膏水煎取汁,与薏苡仁、大米煮粥,待熟后用白糖调服。

功效:清热去火。适用于肾盂肾炎小便淋涩、腰膝疼痛、尿黄而灼热疼痛者。

IgA 肾病患者怎样通过饮食调养

饮食调养原则

IgA 肾病是一系列多病因引起的具有相同免疫病理学特征的慢性肾小球疾病,主要症状为血尿、蛋白尿、高血压及肾功能减退等。

根据 IgA 肾病的血尿反复发作与迁延的特点，中医学将该症的病程分为两期，即急性发作期和慢性迁延期。中医学认为，急性发作期的治疗当以祛邪为主，慢性迁延期的治疗当以扶助正气为主。患者饮食要本着以下原则：

（1）由于该症常伴有咽炎及扁桃体炎，中医辨证属阴虚者居多，故饮食宜以清淡为主。

（2）如果出现蛋白尿，饮食中应适当增加蛋白质的补充，以维持正常的营养需要，维护正常的免疫功能。但蛋白质摄入过多，可造成肾小球的高滤过、高灌注状态，从而增加肾脏的负担，加速肾功能的损伤。对无肾功能损伤的患者，每日蛋白质摄入量应限制在每千克体重 0.5～0.8 克，其中含必需氨基酸丰富的动物蛋白质应占 1/3 以上。

调养饮食谱

◈ 荠菜粥

用料：新鲜荠菜 250 克，大米 100 克。

制法：将新鲜荠菜洗净切碎，与大米煮粥食用。

功效：清热解毒，凉血止血。适用于 IgA 肾病血尿。

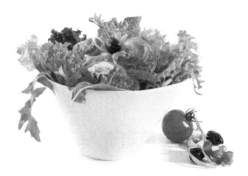

◈ 黑豆薏苡仁粥

用料：黑豆、薏苡仁、莲子、带皮红枣肉各 30 克，大米 100 克。

制法:将以上用料共同放入锅中,加清水适量煮粥食用。

功效:清热解毒,补血益气。适用于 IgA 肾病高蛋白尿、低蛋白血症者。

◈ 藿香薏苡仁粥

用料:藿香、荷叶各 15 克,黄连、黄柏各 10 克,生藕片、薏苡仁、大米各 60 克,白糖适量。

制法:将前 4 味水煎取汁,放入薏苡仁、大米煮粥,将熟时,加入藕片、白糖即可。

功效:清热燥湿,凉血止血。适用于腹痛即泻、心烦口渴、下痢赤白、尿红赤或镜下血尿、舌苔黄腻的肠胃湿热型急性发作期 IgA 肾病患者。

◈ 芡实粉粥

用料:芡实粉 30 克,核桃肉 15 克,去核红枣 10 枚。

制法:将芡实粉用凉开水调成糊,冲入开水拌匀,加入核桃肉、红枣肉煮粥即成。

功效:补肾固精。适用于 IgA 肾病蛋白尿、血尿者。

◈ 党参生地黄粥

用料:党参、生地黄各 30 克,茜草 20 克,大米 100 克,蜂蜜适量。

制法:将党参、生地黄、茜草水煎取汁,放入大米煮成粥,加入蜂蜜调匀即可。

功效:补血,活血,益气。适用于气阴两虚挟瘀型 IgA 肾病。

◈ **丝瓜饮**

用料：老丝瓜 1 段。

制法：将丝瓜洗净熬汁,晾凉饮服。

功效：凉血,止血。适用于 IgA 肾病尿血者。

◈ **车前茅根饮**

用料：白茅根、车前子各 30 克,淡竹叶 10 克,莲心 2 克,白糖适量。

制法：将白茅根、车前子、淡竹叶水煎取汁,趁热冲入盛有莲心、白糖的杯中,加盖焖 10 分钟即可。每日 1 剂,代茶饮用,冲淡为止。

功效：清心除烦,凉血止血。适用于心火炽盛型急性发作期 IgA 肾病,症见心胸烦热、口舌生疮、尿红赤或镜下血尿、舌红苔黄等。

◈ **黄柏小蓟荠菜饮**

用料：黄柏、萹蓄各 10 克,小蓟、车前草各 30 克,鲜马齿苋、鲜藕、鲜荠菜各 100 克,白糖适量。

制法：将黄柏、萹蓄、小蓟、车前草水煎取汁,待用。将鲜马齿苋、鲜藕、荠菜洗净切碎,用干净纱布绞汁,与药汁混匀煮沸,加入白糖调味即可。每日 1 剂,分 2 次饮用。

功效：清热利湿,凉血止血。适用于膀胱湿热型急性发作期 IgA 肾病,症见尿频、尿急、尿热、尿涩、尿痛、腰痛、大便干结、尿赤等。

◈ **银花连翘茅根饮**

用料：银花、连翘各 30 克，大蓟、生地黄、白茅根各 20 克，薄荷、牛蒡子、橘梗各 10 克，白药末 2 克，薏苡仁、大米各 60 克，白糖适量。

制法：将前 9 味中药水煎取汁，与薏苡仁、大米煮成粥，加入白药末、白糖拌匀煮沸即可。每日 1 剂，分 2 次服用。

功效：疏散风热，解毒利咽，凉血止血。适用于肺胃风热毒邪壅盛型急性发作期 IgA 肾病，症见发热、微恶风寒、头痛咳嗽、咽喉肿痛、尿红赤或镜下血尿、舌红苔黄等。

◈ **芡实猪腰汤**

用料：芡实 50 克，党参 30 克，猪肾 1 个，精盐、白酒各适量。

制法：将猪肾剖开后，用精盐和白酒少许搓洗去味，与芡实、党参煮汤。

功效：健脾益肾。适用于 IgA 肾病尿蛋白质较多者。

肾病综合征患者怎样通过饮食调养

饮食调养原则

肾病综合征不是一种独立性疾病，而是肾小球疾病中的一组临床症候群，其典型表现为高蛋白尿、高度血肿、高脂血症及低蛋白血症。

肾病综合征的中医辨证可分为六型，表现为虚象的，常见有气虚型、阳虚型、阴虚型；表现为实象的，常见有风水型、

湿热型、瘀阻型。各种类型在治疗过程中可以互相转化或兼见,在安排饮食时需引起注意。患者饮食要本着以下原则:

(1)饮食多样化。肾病综合征患者往往食欲不振,因此要注意膳食配制的多样化,尽量做到色、香、味、形的完美统一,以引起患者的食欲。

(2)饮食宜清淡、易消化。患者常伴有胃肠道黏膜水肿及腹水,影响消化吸收,故应给予清淡、易消化的饮食。烹调油视病情变化,每日可用30～40毫升,多吃经过精炼的色拉油或花生油、菜子油、豆油等植物油,少用动物油。

(3)适当摄入蛋白质。患有肾病综合征时,大量血浆蛋白从尿中排出,人体蛋白质降低而处于蛋白质缺乏状态。低蛋白血症使血液胶体渗透压下降,致使水肿顽固难消,机体抵抗力也随之下降。因此,在无肾功能衰竭时,其早期应给予高质量蛋白质饮食,以缓解低蛋白质血症及随之引发的并发症。但高蛋白质饮食可使肾血流量及肾小球滤过率增高,使肾小球毛细血管处于高压状态,同时摄入大量蛋白质也使尿蛋白质增加,会加速肾小球的硬化。因此,对于慢性、非极期的肾病综合征患者每天应摄入较少量高质量的蛋白质(每千克体重0.7～1克)。出现慢性肾功能损害时,则应低蛋白质饮食(每千克体重0.65克)。

(4)限制脂肪和胆固醇。肾病综合征患者常有高脂血症,可引起动脉硬化及肾小球损伤、硬化等,因此应限制食用动物内脏、肥肉、某些海产品等富含胆固醇及脂肪的食物。

(5)控制钠盐摄入。水肿时应摄入低盐饮食,以免加重水肿,一般以每日食盐量不超过2克为宜,忌食腌制食品,少用鸡精及食碱。当水肿消退、血浆蛋白质接近正常时,可恢复普通饮食。

（6）供给足量的矿物质和维生素。由于肾病综合征患者肾小球基底膜的通透性增加，尿中除丢失大量蛋白质外，同时还会丢失与蛋白质结合的某些元素及激素，致使人体钙、镁、锌、铁等元素缺乏，故应给予适当补充，同时应摄入富含维生素的食物以增强机体免疫力。

调养饮食谱

◈ 茯苓红小豆粥

用料：茯苓 25 克，红小豆 30 克，大枣 10 枚，大米 100 克。

制法：将红小豆用冷水浸泡半天后，与茯苓、大枣、大米一同煮粥。早餐时温热服用。

功效：健脾开胃，利水消肿，宁心安神。适用于湿热型肾病综合征患者。

◈ 大蒜蒸西瓜

用料：西瓜 1500 克，紫皮独头大蒜 60 克。

制法：用尖刀在西瓜蒂上挖一个三角形洞，将去皮大蒜放入西瓜内，瓜皮盖洞口，隔水蒸热，趁热吃蒜和瓜瓤。

功效：除烦止渴，清热解毒，抗菌消炎。适用于肾病综合征患者。

◈ 空心菜煮猪腰

用料：空心菜 250 克，猪腰 1 副。

制法：将空心菜洗净切好。将猪腰对半剖开洗净，切成薄片。将锅置火上，注油烧热，放入猪腰翻炒几下，变色后放入空心菜，翻炒后加入少许清水，盖上锅盖，稍焖煮片刻即成。

功效：补肾益气，清热消肿。适用于气阴两虚型肾病综合征患者。

◈ 大蒜薏苡仁炖猪肚

用料：猪肚 60 克，紫皮独头大蒜 5 个，薏苡仁 250 克。

制法：将猪肚洗净，大蒜、薏苡仁纳入猪肚内，并加入少许清水，将猪肚开口扎紧，放入砂锅里，炖熟食用。

功效：健脾开胃，利水消肿。适用于瘀阻型肾病综合征患者。

◈ 黄芪炖鸡

用料：母鸡 1 只（约 500 克），生黄芪 100 克。

制法：将母鸡收拾干净，与生黄芪同放入锅中，炖熟煮烂，喝汤吃肉，分 3～4 次服用。

功效：益气补精，利水消肿。适用于肾病综合征低蛋白质血症及易感冒患者。

◈ 砂仁鲤鱼汤

用料：活鲤鱼 1 尾（约 500 克），砂仁 5 克，姜片、葱白各少许。

制法：将鲤鱼收拾好后，将砂仁、姜片、葱白用纱布包裹，放入鱼腹中，与鲤鱼同煮 1 小时，熟后食肉喝鲜汤。

功效：健脾消肿。适用于肾病综合征低蛋白血症，表现为脾虚者。

◈ 冬瓜腰片汤

用料：冬瓜 250 克，猪腰 1 副，薏苡仁 9 克，黄芪 9 克，山药 9 克，香菇 5 个，葱片、姜片、精盐、鸡精、色拉油、鸡汤适量。

制法：

① 将冬瓜、猪腰、薏苡仁、黄芪、山药、香菇分别洗净。将冬瓜洗净，削皮去瓤，切成块。将猪腰洗净，对切两半，除去白色部分，再切成片，洗净后用热水烫过。将香菇洗净，去蒂。将薏苡仁、黄芪、山药分别洗净。

② 将鸡汤倒入锅中烧热，放入葱片、姜片，再放入薏苡仁、黄芪、冬瓜，用中火煮 40 分钟后，放入猪腰、香菇、山药，煮熟后用慢火再煮片刻，用精盐、鸡精、色拉油调味即成。

功效：补肾强腰，利湿降压。适用于湿热型肾病综合征，症见腰膝酸软、下肢水肿、高血压、眩晕耳鸣者。

◈ 花生猪尾汤

用料：猪尾 1 条，花生米 60 克。

制法：将猪尾刮洗干净，斩成小段。将花生米洗净，与猪尾同入砂煲内，加清水适量，旺火煮沸后，改用文火煲至花生米烂熟，用精盐、鸡精、色拉油调味即成。

功效：健脾和胃，益肾利水。适用于脾肾两虚型肾病综合征，症见面色苍白、腰痛无力、下肢水肿者。

◈ 龟肉莲子芡实汤

用料：龟 1 只（1000 克左右），芡实 60 克，莲子 60 克，精盐、鸡精、料酒各少许。

制法：将龟肉取出，切块，同芡实、莲子同入锅中，加冷水浸没，用旺火烧开。加入精盐、料酒，改用小火慢炖 3 小时。待龟肉酥烂时，调入鸡精即成。吃肉喝汤，每日 2 次，每次 1 小碗，2 天内吃完，连用 6 天为 1 个疗程。

功效：补脾益肾，滋阴固涩。适用于脾肾两虚型肾病综合征，症见遗精、白浊者。

◈ 山药扁豆芡实汤

用料：干山药 25 克，扁豆 15 克，芡实 25 克，莲子 20 克，白糖少许。

制法：将以上 4 味共入锅中，加清水适量，炖熟后，调入白糖即成。每日 1 剂，连用 5 剂为 1 个疗程。

功效：健脾补肾，祛湿消肿。适用于两足水肿、腰部酸痛、蛋白尿、面色苍白、四肢不温、精神不振、食欲不佳的脾肾两虚型肾病综合征患者。

◈ 五味杜仲羊肾汤

用料：羊肾 2 个，杜仲 15 克，五味子 6 克，精盐、鸡精、色拉油各适量。

制法：将羊肾切开去脂膜，洗净切片。将杜仲、五味子分别洗净。将羊肾、杜仲、五味子一齐放入炖盅内，加开水适量，用文火炖 1 小时，用精盐、鸡精、色拉油调味即成。

功效：温肾涩精，强筋健骨，收摄蛋白质。适用于肝肾虚寒型肾病综合征，症见腰脊冷痛、足膝无力、阳痿遗精、小便频数、头晕耳鸣者。

◈ 巴戟苁蓉鸡肠汤

用料：鸡肠 300 克, 巴戟天、肉苁蓉各 25 克, 姜片、精盐、鸡精、香油各适量。

制法：将鸡肠搓洗干净, 切成段。将巴戟天、肉苁蓉分别洗净, 装入纱布袋内, 扎紧袋口, 与鸡肠同放入砂煲内, 加清水适量, 加姜片、精盐, 用旺火煮沸后, 改用文火煮 1 小时。捞出药袋, 用鸡精、香油调味即成。

功效：温肾固摄。适用于肾阳虚之肾病综合征, 症见阳痿、早泄、遗精、滑精、遗尿、夜尿多、气短喘促者。

◈ 仙茅金樱鸡肉汤

用料：鸡肉 300 克, 仙茅 10 克, 金樱子 15 克, 精盐、鸡精、色拉油各适量。

制法：将仙茅用淘米水浸泡 3 天, 取出备用。将金樱子洗净。将鸡肉洗净切成块, 放入砂煲内, 加清水适量, 以旺火煮沸后, 放入仙茅、金樱子, 改用文火煲 1 小时, 用精盐、鸡精、色拉油调味即成。

功效：补肾壮阳, 敛精止遗。适用于肾阳虚型肾病综合征, 症见阳痿、滑精、尿频、尿多、遗尿者。

◈ 锁阳茯苓鹌鹑汤

用料：鹌鹑 1 只, 锁阳 20 克, 山萸肉 30 克, 茯苓 30 克, 制附子 9 克。

制法：把鹌鹑剔净毛, 去内脏, 洗净切块。将锁阳、山萸肉、茯苓、制附子分别洗净, 与鹌鹑肉同放入砂煲内, 加清水适量,用旺火煮沸后,改用文火煲 2 小时,用精盐、鸡精、香油调味即成。

功效:温补肾阳,健脾利尿。适用于肾阳不足型肾病综合征,症见腰酸肢冷、神疲乏力、排尿无力、小便不尽、夜尿频多者。

狼疮肾炎患者怎样通过饮食调养

饮食调养原则

狼疮肾炎是指系统性红斑狼疮合并双肾不同病理类型的免疫性损害,同时伴有明显肾脏损害临床表现的一种疾病。

在中医学上,狼疮肾炎一般可归入水肿、腰痛、虚劳、痹证、关格、阴阳毒等范畴,当以清热解毒、凉血养阴、化瘀消斑为主。饮食要本着以下原则:

(1)适量摄入蛋白质。由于狼疮肾炎易致大量的蛋白质流失,每个患者每日平均会损失 2 克左右,因此,每日必须补充一些优质蛋白质来维持机体的蛋白质平衡。具体供给量可根据肾功能损伤程度而定。

(2)补充维生素和矿物质。患者要适当吃些蔬菜,以补充维生素和矿物质,以增强机体的抗病能力。

(3)限制钠盐摄入。由于患者肾脏缺血,易使肾脏分泌肾素—血管紧张素而产生高血压,同时由于肾脏排钠功能的减退,使水、钠潴留,更加重了高血压,所以要限制钠盐的摄入量,一般每日在 3 克左右为宜。

调养饮食谱

◈ 薏苡仁绿豆百合粥

用料：薏苡仁 50 克，绿豆 25 克，鲜百合 100 克，白糖适量。

制法：将百合掰成瓣，去内膜洗净。将绿豆、薏苡仁放入锅中，加清水煮至八成熟后，放入百合，用文火煮烂，调入白糖即成。

功效：清热解毒，清暑利水，润肺止咳。适用于狼疮肾炎急性复发期或早期。

◈ 海带荷叶扁豆粥

用料：水发海带 50 克，鲜荷叶 3 张，扁豆 50 克。

制法：将扁豆洗净，加水煮至八成熟，放入切碎的海带和鲜荷叶，共同煮烂成粥。

功效：清热利水，健脾益胃。适用于热毒炽盛型狼疮肾炎早期有低热、尿少、便干、胃口不佳症状的患者。

◈ 茅根莲藕大米粥

用料：茅根 100 克，莲藕 100 克，大米 150 克。

制法：将鲜茅根切碎放入锅中，加清水适量煎煮 10 分钟，去渣留汁，放入大米煮烂，再放入切碎的莲藕，微滚即可出锅。

功效：清热解毒，凉血止血，利尿散斑。适用于热毒炽盛型狼疮肾炎患者，尤对急性发作且伴有发热红斑、尿少者有效。

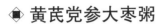
◉ **黄芪党参大枣粥**

用料：黄芪 60 克，党参 30 克，大枣 10 枚，糯米 100 克。

制法：将黄芪、党参加水同煮，去渣取汁，备用。将糯米、大枣同下入锅中煮粥，粥熟后兑入药汁，稍煮片刻，调入白糖即可。

功效：补气益中，生津养血。适用于气阴两伤型狼疮肾炎，症见心悸不安、胸闷气短、心烦不眠、四肢乏力、腰腿酸软、面色苍白、舌红苔黄者。

◉ **冬瓜牛蛙大米粥**

用料：冬瓜（带皮）200 克，牛蛙肉 100 克，大米 100 克。

制法：将冬瓜、牛蛙肉切成块，与大米一同下入锅中，加清水适量，用文火煲至熟烂。

功效：清热解毒，消肿利湿，补虚滋阴。适用于热毒炽盛型狼疮肾炎患者，尤对急性发作者或伴有继发感染者有效。

◉ **银耳莲子胡萝卜汤**

用料：银耳 20 克，莲子 20 克，胡萝卜 100 克，冰糖适量。

制法：将银耳洗净，用温水浸泡 30 分钟。将莲子去心，胡萝卜洗净切块，一同放入锅中，加清水适量，用文火煮至熟烂，再加入冰糖即可。

功效：清热解毒，益血养肾。适用于狼疮肾炎伴有高血压者。

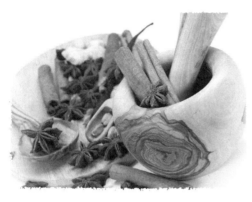

◈ **黄芪麦冬炖乌鸡**

用料：黄芪 60 克，麦冬 20 克，乌鸡肉 200 克，调味料适量。

制法：将乌鸡洗净切块，与黄芪、麦冬同放入炖盅内，隔水炖 2～3 小时，加入调味料即成。

功效：补气益中，滋阴生津。适用于气阴两伤型狼疮肾炎，症见心烦少眠、咽干口燥、大便干结者。

◈ **熟地黄山萸肉炖鸭**

用料：熟地黄 20 克，山萸肉 15 克，鸭肉 80 克，调味料适量。

制法：将鸭肉洗净切块，与熟地黄、山萸肉同放入炖盅内，加清水适量，隔水炖至鸭肉熟烂，拌入调味品即成。

功效：滋阴养血，健脾益胃。适用于肝肾阴虚型狼疮肾炎，症见发热、头晕目眩、咽干舌燥、尿少便干者。

◈ **淫羊藿茯苓炖鹌鹑**

用料：淫羊藿 30 克，茯苓 30 克，净鹌鹑 1 只，调味料适量。

制法：将净鹌鹑切成块，与淫羊藿、茯苓同放入炖盅内，隔水炖 3 小时调味即成。

功效：补肾壮阳，强筋健骨。适用于脾肾阳虚型狼疮肾炎，症见关节肿痛、尿少水肿、脾肾阳虚者。

◈ 人参北芪炖乳鸽

用料：红参 10 克,北芪 30 克,净乳鸽 1 只（50 克）,调味料适量。

制法：将净乳鸽切成块。北芪加水煮沸约 10 分钟后,与人参、乳鸽共放入炖盅内,隔水炖 3 小时,调味后吃肉饮汤。

功效：补气益血,止汗利尿,平肝养肾。适用于脾肾阳虚型狼疮肾炎,症见久病体弱、气血虚亏者。

过敏性紫癜肾炎患者怎样通过饮食调养

饮食调养原则

过敏性紫癜是一种免疫性的全身中小血管炎症,由此引起的肾脏损害称为过敏性紫癜肾炎。临床表现为单纯性尿检异常（血尿最常见）或典型的急性肾炎、肾病综合征,甚至肾功能衰竭。

中医认为,应依据病情发展的不同阶段采取不同的辨证论治原则。早期,风邪袭表,邪热内蕴,应以祛风宣透为主；中期,营热炽盛,迫血妄行,应以凉血解毒为主；后期,肾阴亏虚,阴虚火旺,应以养阴清热为主。饮食要本着以下原则：

（1）适当摄入蛋白质。对于过敏性紫癜肾炎患者,蛋白质摄入量有一定的要求。摄入量过高会引起肾小球的高滤过,久而久之会导致肾小球硬化；过低则会使血浆蛋白持续低下,影响机体免疫力。一般而言,每日蛋白质的摄入量以每千克体重 1 克为宜,而且要以优质蛋白质为主。

（2）限制盐分。过敏性紫癜肾炎患者如没有水肿或高血

肾病的治疗与调养

压症状,可与正常人一样每日进食钠盐 5~8 克。一旦出现水肿和高血压症状,要及时限制钠盐,否则会加重水、钠潴留,使水肿难以消退,甚至引起高血压。此时,每日食用钠盐 2~3 克为宜。尿少、血钾升高者还应限制钾盐的摄入量。

(3)控制水分。过敏性紫癜肾炎患者如果没有尿少或水肿症状,无须控制水的摄入量。水肿患者主要应根据尿量及水肿的程度来掌握水的摄入量。一般而言,如果水肿明显,除进食以外,水的日摄入量最好限制在 500~800 毫升为宜。患尿路感染后,为避免和减少细菌在尿路中停留与繁殖,患者应多饮水、勤排尿,以达到经常冲洗膀胱和尿道的目的。

(4)病发后要避免食用容易引起过敏的食物。如鱼、虾、蟹、乌龟等水产品和海产品,豆芽、豆腐等豆类制品,鲜奶及奶类制品,蛋类制品,以及菠萝和含花粉类植物性食物。有明确过敏史的患者,不但要避免食用过敏性食物,同时还要对易过敏的其他食物敬而远之。

调养饮食谱

◈ **何首乌粥**

用料:何首乌 30 克,红枣 10 克,大米 100 克,冰糖 50 克。

制法:将何首乌放入锅中,加水煎煮,去渣留汁,放入大米、红枣、冰糖,再加入适量清水,用旺火煮沸,改用文火煮成粥。

功效:补肝,益肾,养血。适用于过敏性紫癜肾炎患者。

◈ **银耳冰糖粥**

用料：大米 100 克，银耳 25 克，冰糖适量。

制法：将银耳用冷水浸发后，去蒂加水焖煮至六成熟，加入大米和适量水，改用小火熬煮，煮至粥稠时加入冰糖，待冰糖溶化后即可。

功效：清热解毒，凉血止血。适用于过敏性紫癜肾炎患者。

◈ **三七藕汁**

用料：三七 5 克，鲜藕 500 克。

制法：将鲜藕洗净，捣烂取汁。将三七磨成粉末，加入藕汁中搅匀即可。

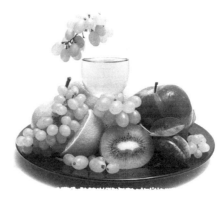

功效：清热凉血，活血化瘀。适用于过敏性紫癜肾炎中期患者。

◈ **凉拌藕片**

用料：鲜藕片 200 克，精盐少许。

制法：将藕片在开水中焯透，捞出沥干水分，加精盐少许凉拌。

功效：清热，凉血，止血。适用于肾炎血尿且属于血热型或湿热型患者，也适用于过敏性紫癜肾炎患者。

◈ **凉拌莴苣**

用料：莴苣 400 克，葱末、姜末各 5 克，精盐、鸡精、白糖、香油各适量。

制法：

① 莴苣去叶,去皮洗净,切成细丝。莴苣丝置碗中,加适量精盐拌匀,腌渍 15 分钟。

② 将腌好的莴苣丝捞出,挤净水分放入盘中,加鸡精、白糖拌匀,撒上葱末、姜末。将香油烧热,浇在葱末、姜末上,拌匀即可。

功效：清热利尿,消积下气。适用于过敏性紫癜肾炎中期患者。

◈ **清炒丝瓜**

用料：丝瓜 250 克,精盐、鸡精、色拉油各适量。

制法：将丝瓜洗净,去皮,切成片,放入油锅中煸炒,炒至九成熟时,用精盐、鸡精调味即成。

功效：清热解毒,活血化瘀。适用于过敏性紫癜肾炎患者。

◈ **洋参冬瓜**

用料：冬瓜 1000 克,西洋参 5 克,精肉 50 克,干香菇 5 克,姜片、精盐、鸡精、白糖、上汤各适量。

制法：将冬菇泡好洗净,切丁,将冬瓜洗净去皮,切成 2 厘米长的段。将精肉切丁,西洋参切成薄片。将冬瓜、精肉、西洋参、冬菇同放入锅中,倒入上汤,调入精盐、鸡精,用旺火炖至鸡肉熟烂即成。

功效：健脾益气,清热解毒。适用于过敏性紫癜肾炎患者。

◈ 红枣花生汤

用料：红枣 50 克，花生米 100 克，红糖 15 克。

制法：将红枣洗净，用温水浸泡去核。将花生米略煮，冷却后剥衣备用。将红枣、花生衣放入砂锅中，加入煮花生米的水，再加清水适量，用旺火烧沸，改用文火焖煮 30 分钟，捞出花生衣，调入红糖即可饮用。

功效：补血益气，活血化瘀。适用于过敏性紫癜肾炎中、后期患者。

◈ 三地鸡

用料：乌骨鸡 1000 克，当归 5 克，熟地黄 5 克，白芍 5 克，知母 5 克，地骨皮 5 克，精盐、鸡精各适量。

制法：将乌骨鸡宰杀，去皮及内脏，清洗干净。将当归、熟地黄、白芍、知母、地骨皮洗净，用纱布包好，放入鸡腹中。将鸡放入锅中，加清水适量，煮至熟烂，去掉药包，食肉喝汤。

功效：养阴血，清虚热。适用于过敏性紫癜肾炎后期患者。

◈ 木耳肉片汤

用料：猪瘦肉 100 克，木耳 25 克，精盐、鸡精、酱油、香油各适量。

制法：将木耳泡软洗净，猪肉切成薄片。汤锅放入鸡汤，烧开，放入精盐、鸡精、酱油调好口味，放入木耳，将肉片下锅汆熟，临出锅前，淋入香油即可。

功效：润肺益气，止血活血。适用于过敏性紫癜肾炎后期患者。

糖尿病肾病患者怎样通过饮食调养

饮食调养原则

糖尿病肾病是糖尿病常见的慢性并发症之一，可以从微量蛋白尿发展为肾功能衰竭。肾功能衰竭为糖尿病患者的主要死亡原因。目前对糖尿病肾病除采取控制血糖、血压和调节饮食等疗法外，尚无特效治疗方法。

中医认为，本病为消渴日久、缠绵不愈、耗伤气血、阴损及阳、脏腑虚损所致。初期气阴两虚、肝肾不足，后期为阴损及阳、脾肾亏虚、络脉瘀阻，故临床治疗必须将补虚益气、活血化瘀、利水祛湿相结合。患者饮食要本着以下原则：

（1）热量。热量的供给量应根据患者的病情、年龄、性别、体重及劳动强度来定。一般来说，每日供给热量每千克体重126千焦，即可满足机体的需要。

（2）蛋白质。蛋白质的供给量要视患者的肾功能情况而定。如果只有微量蛋白尿而没有肾功能损害时，可按每天每千克体重0.8～1.0克供给。如果患者出现肾功能损害且有尿素氮潴留，出现氮质血症时，则应严格控制蛋白质的摄入量，每天蛋白质的供给量应为每千克体重0.5～0.6克。需要注意的是，必须给予富含优质蛋白质的动物性食物，如蛋类、乳类、瘦肉等。这些食物中必需氨基酸含量高，利用率高，营养价值好，更有利于保护肾脏。

肾病的治疗与调养

（3）糖类（碳水化合物）。在肾功能正常时，碳水化合物所提供的热量应占总热量的 60%～65%。随着肾功能的下降，其所占热量的比重应适当增加。

（4）脂肪。脂肪供给量不宜过高，应占总热量的 20%～25%，且以不饱和脂肪酸为宜。

（5）膳食纤维。膳食纤维有降血糖、血脂和改善葡萄糖耐量的作用，每天供给量以 20～30 克为宜。富含膳食纤维的食物有麸皮、燕麦片、蔬菜等。

（6）钠盐。当出现水肿或高血压时，应采取少盐、无盐或少钠饮食。

（7）维生素。当出现肾功能不全，难以通过膳食满足需要时，可用维生素制剂的形式加以补充。

调养饮食谱

◈ 健脾饼

用料：白术 6 克，干姜 2 克，鸡内金粉 3 克，红枣 50 克，面粉 100 克。

制法：将白术、干姜用纱布包好，与红枣共煮约 1 小时，去掉药包及枣核，继续用文火煮烂。将枣压成泥，冷却后与鸡内金粉、面粉混合，用水调成面团，烙成薄饼。

功效：温中补肾。适用于脾阳不振型糖尿病肾病患者。

◈ 眉豆粥

用料：眉豆 50 克，大米 100 克，精盐、香油各适量。

制法：将眉豆和大米洗净，加水煮粥，用精盐、香油调味即成。

功效：健脾益胃。适用于脾肾虚弱型糖尿病肾病患者。

◈ 仙人粥

用料：何首乌 30 克，山药 40 克，大米 100 克，红枣 5 枚。

制法：将何首乌、山药煎汁，去渣留汁，与大米、红枣同煮成粥。

功效：滋肝补肾，益气养阳。适用于糖尿病属肝肾两虚者。

◈ 枸杞子粥

用料：枸杞子 20 克，大米 100 克。

制法：将枸杞子和大米洗净，一同放入锅中，加水煮粥即成。

功效：补肾益气，养阴明目。适用于有肝肾不足、腰膝酸软、头晕目眩等症的糖尿病肾病患者。

◈ 玉米扁豆大枣粥

用料：嫩玉米粒、大枣各 50 克，白扁豆 25 克。

制法：将玉米粒、大枣、白扁豆洗净，同放入锅中，加水煮粥。

功效：健脾补肾，益气养血。适用于脾胃虚弱型糖尿病肾病，症见水肿、贫血、乏力者。

◈ 白茅玉米茶

用料：白茅根、玉米须各 20 克，茶叶 5 克。

制法：将白茅根、玉米须、茶叶放入盅内，用沸水冲泡，代茶饮用。

功效：补气养阴，利水消肿。适用于气阴两虚型糖尿病肾病，症见水肿、血压升高者。

◈ 蚕豆冬瓜饮

用料：蚕豆壳、红茶叶各 20 克，冬瓜皮 50 克。

制法：将蚕豆壳、红茶叶、冬瓜皮放入砂锅中，加清水 3 碗煎至 1 碗，去渣饮汁。

功效：健脾利水。适用于脾虚湿盛型糖尿病肾病患者。

◈ 鲫鱼砂仁羹

用料：鲫鱼 1 条（约 250 克），砂仁 6 克，甘草末 3 克。

制法：将鲫鱼去鳞、去鳃、去内脏，洗净。将砂仁、甘草末放入鱼腹内，用线缝好，清蒸至熟烂即成。

功效：健脾、益气、利水。适用于脾虚湿盛型糖尿病肾病患者。

◈ 海带冬瓜汤

用料：海带 20 克，紫菜 50 克，冬瓜 250 克，无花果 20 克。

制法：冬瓜去皮、瓤，洗净切小块。海带用水浸发，洗去咸味。将无花果洗净。将冬瓜、海带、无花果放入锅中，煲约 2 小时，下入紫菜，滚片刻即成。

功效：利湿消肿，降糖益肾。适用于糖尿病肾病患者。

◈ **陈皮鸭汤**

用料：瘦鸭肉500克，冬瓜1000克，芡实50克，陈皮10克，精盐少许。

制法：将冬瓜连皮切大块，鸭用凉水涮过。将适量水煮滚，放入冬瓜、鸭肉、陈皮、芡实，煮沸后，以小火煲3小时，用精盐调味即成。

功效：益肾固精，利湿消肿，健脾益胃。适用于糖尿病肾病，症见水肿、腰痛、蛋白尿者。

高血压肾病患者怎样通过饮食调养

饮食调养原则

高血压肾病是原发性高血压引起的良性小动脉肾硬化（又称高血压肾小动脉硬化）和恶性小动脉肾硬化，并伴有相应临床表现的疾病。

早期积极有效地治疗高血压，可延缓或减轻高血压引起的肾脏损伤，有利于降低蛋白尿，保护肾功能，并可防治肾功能不全。患者饮食要本着以下原则：

（1）控制热量。应该根据病情决定合适的热量摄入，一般以维持理想体重为标准。由于该症患者往往有脂质代谢紊乱，所以减少脂肪摄入不但有助于控制热量，而且还能改善代谢紊乱。

（2）适量摄入蛋白质。蛋白质是人体必需的营养素，但蛋白质摄入过高，就会增加肾脏负担，加重肾脏损害；如果摄入不足，则会影响人体的营养供给。因此，患者应根据肾功能状况决定蛋白质摄入量：无明显肾功能损害时，蛋白质摄入量控制在每日 50 克左右；如果出现血肌酐、尿素氮等明显异常，蛋白质的摄入量应减少为每日 20～40 克。

（3）采用低盐、高维生素饮食。高血压肾病患者应控制食盐的摄入，避免使用盐腌食品，含有防腐剂的食品也应少吃。摄入充足的维生素尤其是 B 族维生素，对调节体内代谢有益，必要时可服用维生素制剂。

调养饮食谱

◈ 黑豆饭

用料：黑豆 50 克，大米 150 克。

制法：将黑豆洗净，加水浸泡过夜，再煮 15 分钟。将煮好的黑豆与洗净的大米煮成饭即成。

功效：利水、消肿、活血。适用于高血压肾病，症见湿热、水肿者。

◈ 核桃菊花粥

用料：大米 100 克，菊花 15 克，核桃仁 15 克。

制法：将菊花洗净，去掉杂质。将核桃仁洗净。将大米淘洗干净后，与菊花、核桃仁一同放入锅中，加水煮粥即成。

功效：散风热，补肝肾。适用于高血压肾病患者。

◈ 扁豆芝麻粥

用料：大米 60 克，扁豆 50 克，芝麻 20 克，白糖、葱花各适量。

制法：将扁豆用温水泡发。将芝麻淘洗干净。将大米淘洗干净，与扁豆拌匀入锅，加清水适量，用旺火煮至八成熟，加入芝麻、白糖，待粥稠时放入葱花调匀即可。

功效：滋肝益肾，健脾润燥。适用于阴虚阳亢、肝肾阴虚型高血压肾病患者。

◆ 冬瓜大米粥

用料：冬瓜 500 克，大米 100 克，葱花、姜末、精盐、鸡精各适量。

制法：将冬瓜洗净，去掉表皮、瓜瓤，切成小块，放入果汁机中搅打成糊，盛入碗中。将大米淘洗干净，放入砂锅，加清水，用中火煨煮成粥，粥稠时加入冬瓜糊，拌匀，加入葱花、姜末、精盐、鸡精调味，再煮沸即可。

功效：清热解毒，利尿降压。适用于高血压肾病患者。

◆ 冬瓜红小豆粥

用料：冬瓜 100 克，红小豆 200 克。

制法：先将红小豆熬粥，待快熟时加入切成块的冬瓜，焖熟食用。

功效：清热利水。适用于肾炎高血压而水肿较重，属湿热者。

◆ 芹菜饮

用料：芹菜 500 克，白糖适量。

制法：将芹菜水煎取汁，调入白糖代茶饮用。

功效：利水消肿，凉血止血。适用于高血压肾病水肿者。

◆ **夏枯草茶**

用料：夏枯草、绿茶各少许。

制法：将夏枯草切碎，与绿茶混匀，每次取适量泡茶。

功效：清热平肝。适用于高血压肾病属于肝阳上亢者。

◆ **芝麻拌藕片**

用料：鲜藕 100 克，芝麻 50 克，白糖 50 克，甜酱 100 克，葱花、精盐、鸡精、植物油各适量。

制法：将鲜藕洗净，去皮切成片，放入油中，炸至微黄时捞出，沥干油。锅内放少许油，放入葱花、甜酱翻炒，加入精盐、白糖，放入炸好的藕片，炒匀后撒上芝麻、鸡精翻炒出锅即成。

功效：清热养阴，益心养肾。适用于高血压肾病属湿热者。

◆ **清蒸活甲鱼**

用料：活甲鱼 500 克，精盐少许。

制法：将甲鱼收拾好，切成小块，放入锅中清蒸，放少量精盐调味。

功效：滋阴潜阳。适用于慢性肾炎高血压属阴虚阳亢者。

◆ **红枣木耳汤**

用料：木耳 30 克，红枣 15 枚，白糖 10 克。

制法：将木耳用温水泡发，洗净，切成小块。将红枣洗净，去核。将木耳、红枣、白糖同放入砂锅中，加水煮至木耳、红枣熟透即可。

功效：养阴补血，健脾益肾。适用于高血压肾病体虚乏力者。

肾功能不全患者怎样通过饮食调养

饮食调养原则

肾功能不全是由多种原因引起的肾小球严重破坏，使身体在排泄代谢废物和调节水电解质、酸碱平衡等方面出现紊乱的临床综合征。预后严重，是威胁生命的主要病症之一。中医认为，肾功能不全属关格、癃闭、肾气虚损等病范畴。发病均起于风邪湿热，病位在脾与肾。应以清热化湿、和胃降浊、活血化瘀为主。患者饮食要本着以下原则：

（1）保证充足的热量。进食多糖、多维生素、低蛋白质、无盐或低盐食物。常见的食物有：米、面、粉皮、藕粉。也可以不同方式进食葡萄糖、蜂蜜、果汁、果糖、蔗糖等。

（2）补充优质蛋白质。选食奶类、蛋类、鱼、禽、瘦肉等食物，既可保证必需氨基酸的供应，又可减少体内废物的堆积。

（3）全面补充维生素。补充大量的维生素，有助于促进毒素的代谢。患者可选择富含 B 族维生素和维生素 C、维生素 E 的食物，以及含钾和磷较低的蔬果，如白菜、芹菜、菠菜、卷心菜、葡萄、西瓜、番茄等。

（4）控制水分。早期无水肿、尿量多时多饮水，利于排出尿素等蛋白质代谢产物。晚期水肿、尿量少时，应按排出量酌情减少饮水，以免加重水肿。

（5）限制钠、钾、镁等矿物质的摄取量。患者应忌食咸菜、海味、腌制品等含钠盐较高的食物，以减轻肾脏负担。肾功能不全后期可出现钾的滞留，而钾太多会引起心跳骤停，故患者应避免食用富含钾的食物，如香蕉、小麦、黄豆粉等。此外，肾功能不全时常有镁滞留体内，故患者还应少吃富含镁的食物，如豆类、坚果、全谷类、深绿叶蔬菜、巧克力等。

调养饮食谱

◈ 粟米山药粥

用料：粟米 50 克，山药 15 克。

制法：将粟米、山药洗净，放入锅中，加清水适量，用旺火煮沸，改用文火煮成粥。

功效：补中益气，健脾益肾。适用于脾肾气虚型肾功能不全者。

◈ 肉苁蓉山药粥

用料：肉苁蓉 15 克，山药、生地各 20 克，大米 90 克，精盐、鸡精少许。

制法：将肉苁蓉、山药、生地黄洗净，加清水适量蒸 20 分钟左右，去渣取汁备用。将大米淘洗干净，与药汁共煎成粥，用精盐、鸡精调味即可。

功效：补肾壮阳，强筋健骨。适用于阴阳两虚型肾功能不全者。

◈ 黄芪丹参茶

用料：黄芪、丹参、山楂各 10 克。

制法：将黄芪、丹参、山楂用凉开水洗净，放入茶杯中，用沸水冲泡即成。

功效：活血化瘀，利尿消肿。适用于慢性肾功能不全者。

◈ 薏苡仁鸡汤

用料：鸡肉 2000 克，薏苡仁 500 克，香葱、生姜、党参各少许，精盐、鸡精、料酒、胡椒粉各适量。

制法：将鸡去毛及内脏，剁去脚爪，洗净，入沸水锅中氽去血水洗净。将党参、薏苡仁洗净，生姜洗净拍破，香葱洗净。砂锅加清水适量，放入鸡肉、薏苡仁、党参、精盐、生姜、香葱、胡椒粉、料酒，置大火上烧开，撇去浮沫，改用小火慢烧 2 小时左右，至鸡肉熟烂为度。从砂锅中拣出姜、葱后，放入鸡精调味即成。

功效：健脾和胃，化气利水。适用于慢性肾炎或肾功能不全多尿期，症见水肿、风湿疼痛、虚劳羸瘦、泄泻、小便频数者。

◈ 海鲜豆腐汤

用料：鱼片 200 克，虾仁 150 克，豆腐 3 块，菜心 150 克，精盐、鸡精、白糖、胡椒粉、生油各适量。

制法：将豆腐在油锅中爆过，捞起。将鱼片、虾仁放于碗中，加生油、精盐、鸡精、白糖、胡椒粉拌匀。将适量清水烧沸，下入鱼片、虾仁、豆腐，滚开后，下入菜心，汤熟后加精盐调味。

功效:补肾益精。适用于肾功能不全多尿期的患者。

◈ 莲子龙须猪肉汤

用料:腐竹 100 克,龙须菜 45 克,猪瘦肉 100 克,莲子 40 克,鸡精少许。

制法:将腐竹、龙须菜泡发后,切成细丝。将猪瘦肉洗净,切成片。将腐竹丝、龙须菜丝、猪肉片与莲子共入锅中,加水适量煮汤,调入鸡精即成。每日分两次服完,连用 20~30 日。

功效:清热理肠,降压降脂,收摄蛋白质。适用于肾功能不全多尿期患者和肾病引起的高血压、动脉硬化及肾癌等患者。

◈ 黄芪鱼鳔炖羊肉

用料:羊肉 150 克,黄芪 30 克,鱼鳔 30 克,精盐、鸡精各适量。

制法:将羊肉洗净,切成片。将黄芪、鱼鳔洗净。将羊肉、黄芪、鱼鳔一同放入炖盅,加清水适量,炖至羊肉熟烂,调味即可食用。

功效:温阳补肾,利水消肿。适用于肾阳虚型肾功能不全者。

◈ 二子蒸蚕蛹

用料:菟丝子 15 克,猪腰子 2 只,蚕蛹 10 克,鸡汤适量。

制法:将猪腰子洗净,剖成两半,除去白色腰腺,切成腰花。将蚕蛹、菟丝子洗净。将猪腰花放入蒸盆中,加入菟丝子、蚕蛹及鸡汤,用旺火蒸 30 分钟即成。

功效:补益肝肾。适用于肝肾阴虚型慢性肾功能不全者。

◈ 枸杞子蒸燕窝

用料:燕窝 30 克,枸杞子 15 克,冰糖 30 克。

制法:将燕窝浸泡洗净,用清水蒸 30 分钟,使其完全涨发后捞出,与枸杞子、冰糖放入大碗中,加清水适量,隔水蒸 30 分钟至冰糖溶化,去掉沉淀物后,连同枸杞子一起倒入容器中即可食用。

功效:滋补肝肾,健脾强身。适用于肝肾阴虚型肾功能不全者。

急性肾功能衰竭患者怎样通过饮食调养

饮食调养原则

急性肾功能衰竭是指由各种原因所引起的急性少尿或无尿,含氮的代谢废物排出急剧减少,出现氮质血症以及水、电解质和酸碱平衡紊乱,并且产生一系列循环、呼吸、神经、消化、内分泌、代谢等功能变化的临床综合征。

此时,饮食调养的目的是结合病情,通过饮食维持机体的氮平衡,补充患者流失的营养物质,供给充足热量,利于修复组织,使患者渡过危险期,维持生命。患者饮食要本着以下原则:

(1)供给充足的热量。应根据患者的年龄、性别、身高、体重、病情确定热量供给量。由于少尿期患者多卧床休息,运动量少,食欲较差,一般每天摄入热量维持在 4180 ~ 6270 千焦即可。需要注意的是,热量供给应以易消化的糖类为主,同时应减少蛋白质摄入,这样才能减轻肾脏负担并且能防止毒物潴留。同时,足够的糖类可防止或减轻酮症酸中毒及高血钾症状。

(2)限制蛋白质摄入量。少尿或无尿期必须严格限制蛋白质摄入量,以免大量氮持续滞留和酸性物质积聚。由于患者体内分解代谢增加,机体组织消耗巨大,常伴有出血、创伤及尿毒症现象,故只能在初期严格限制蛋白质,一旦病情好转,应及时地逐渐增加摄入量。少尿期一般不供给蛋白质或供给极少量优质蛋白质,每日约 16 克(在病情允许的情况下)。当病情转至多尿期时,蛋白质每日供给可达 45 克,其中优质蛋白质应占 50% 以上。

(3)控制入液量。必须严格控制少尿期患者水分的摄入量,使水分出入量基本保持平衡。每日水的进量(包括注射液量,患者饮食中的含水量和饮水量)应约等于前一日液体排出量(尿、粪便、呕吐物等)加 500 毫升(大约相当于从皮肤、呼吸道排出的不显性失液量减去代谢产生的水量)。如有呕吐及腹泻症状时,可酌情增加饮水量,不能口服者可从静脉补充。有发热者,体温每升高 1℃,即应酌情增加入水量。

(4)适量供给钾、钠、钙和磷等矿物质。应根据患者血、尿化验的结果决定矿物质的供给量。

患者如果出现水肿、高血压时,应及时限制钠盐,每日限食盐 1.5 ~ 3 克。患者少尿期临床常伴有高钾血症,血钾水平与机体新陈代谢状况关系密切,如合并感染、发热、疼痛等均能影响血、尿中的钾含量。患者血钾量一般维持在 3.5 ~ 4.0 毫摩 / 升为宜。

当血钾升高时,患者应选食含钾低的鲜果汁及蔬菜,如南瓜、西葫芦、冬瓜、茄子、芹菜、大白菜等。含钾高的食物可通过冷冻、加水浸泡或弃汤汁等方法,以减少钾的含量。病程处于多尿期时,钾随尿排出较多,此时应注意补钾。晚期患者肾脏合成活性维生素 D_3 的功能发生障碍,造成钙质吸收不良,易产生骨质疏松,临床应注意补充。

肾功能衰竭患者也常见血磷升高症状,因此应设法减少磷的摄入量。磷多存在于动物性蛋白质食品及谷类、豆类食品中。在低蛋白质膳食中磷的摄入量无形中也有所减少,但在恢复期蛋白质摄入量逐渐增多的情况下,要注意避免膳食中含磷量过多。专家建议,膳食中每日磷摄入量以 450~700 毫克为宜。

(5)供给充足的维生素。患者因病情变化常可导致体内水溶性维生素水平下降,少尿期应注意从膳食中补充富含 B 族维生素及维生素 C 的食物,以利于损伤组织的修复。如蛋白质摄入量小于 50 克/日时,可补充维生素制剂,并另加补叶酸 5 毫克,钙 100~300 毫克,但高钙血症时不宜补钙。

调养饮食谱

◈ 薏苡仁红花粥

用料:薏苡仁 30 克,红花 6 克,大米 100 克,红糖少许。

制法:将薏苡仁、红花洗净,水煎 20 分钟,去渣取汁。将大米洗净,与药汁同煮成粥,加红糖调味即成。

功效:活血化瘀,健脾化湿。适用于急性肾功能衰竭多尿期患者。

◈ **四汁琥珀饮**

用料：鲜萹蓄 50 克，鲜车前草 50 克，鲜藕 100 克，甘蔗汁 50 毫升，琥珀粉 2 克。

制法：将萹蓄、车前草、鲜藕洗净，捣烂取汁，冲入甘蔗汁，再调入琥珀粉即可饮用。

功效：活血止血，利水消肿。适用于急性肾功能衰竭少尿期患者。

◈ **大黄药蛋**

用料：鸡蛋 1 个，大黄 3 克。

制法：将鸡蛋打一小孔，吸出部分蛋清。将大黄粉装入蛋内，蛋外用湿面粉包裹，置文火上煨熟，去除蛋壳及大黄，食蛋。

功效：清热解毒，凉血止血。适用于急性肾功能衰竭多尿期患者。

◈ **丹参鸭**

用料：鸭肉 100 克，丹参 50 克，山楂 30 克。

制法：将丹参、山楂放入锅内，煎煮 30 分钟，去渣取汁备用。将鸭肉洗净切片，加水炖 60 分钟，再加入备用药汁，稍炖片刻即可食用。

功效：活血化瘀，补益气血。适用于急性肾功能衰竭恢复期患者。

◈ 补髓汤

用料：甲鱼 1 只，猪骨髓 200 克，葱、姜、鸡精各适量。

制法：将甲鱼用开水烫死，揭去甲盖，去头、爪及内脏，洗净，放入锅内。加入葱、姜，用大火煮沸，转用小火将甲鱼肉煮熟，再放入猪骨髓煮熟，用鸡精调味即成。

功效：滋阴补肾，填精补髓。适用于肾气虚损型急性肾功能衰竭患者。

◈ 燕窝汤

用料：燕窝 3 克，冰糖 30 克。

制法：将燕窝温水泡后去燕毛，切成细条备用。取清水250 毫升，倒入冰糖屑，小火烧开溶化，以纱布滤去杂质后，倒入锅内，放入燕窝，烧沸即可。

功效：大补虚损。适用于虚损劳积型急性肾功能衰竭患者。

◈ 山药玉竹鹅

用料：鹅肉 500 克，瘦猪肉 250 克，山药 30 克，沙参 15 克，玉竹 15 克。

制法：将鹅活杀，去毛、内脏，洗净，切块。将瘦猪肉洗净，切成块。将山药、沙参、玉竹洗净。将以上用料一同放入锅中，加清水适量，用旺火煮沸，转用文火炖至鹅肉熟烂，调味即可。

功效：扶正固体，益气养阴。适用于急性肾功能衰竭恢复期患者。

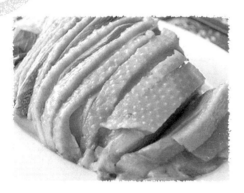

◈ 桃仁瘦肉汤

用料：猪瘦肉 250 克，桃仁 12 克，红花 10 克。

制法：将桃仁、红花放入锅中，加清水适量煎汁。将猪瘦肉洗净，切成片，与药汁同煎至猪瘦肉熟烂。喝汤吃肉。

功效：活血化瘀。适用于急性肾功能衰竭恢复期患者。

◈ 益肾鸽蛋汤

用料：鸽蛋 4 个，枸杞子 15 克，桂圆肉 10 克，制黄精 10 克。

制法：将枸杞子、桂圆肉、制黄精洗净，放入锅中，加清水适量，煮 15 分钟左右，去渣取汁，加入打碎的鸽蛋，煮沸即成。

功效：补肾，养阴，益气。适用于急性肾功能衰竭恢复期患者。

◈ 党参茯苓鲮鱼汤

用料：鲮鱼 1 条（约 250 克），党参 15 克，茯苓 15 克。

制法：将党参、茯苓洗净。将鲮鱼去鳞、内脏，洗净。将以上用料一起放入锅中，加清水适量，用旺火煮沸，改用文火炖烂，调味即成。食鱼肉喝汤。

功效：活血行气，健脾利水。适用于急性肾功能衰竭多尿期患者。

慢性肾功能衰竭患者怎样通过饮食调养

饮食调养原则

慢性肾功能衰竭是慢性肾脏疾病或累及肾脏的系统性疾病所引起的慢性肾功能减退，以及由此而产生的各种临床症状和代谢紊乱的综合征。

通过饮食调养，可延缓肾功能衰竭进展，推迟开始透析的时间；可减少体内毒素，减轻患者症状，改善生活质量；可纠正各种代谢紊乱，减少并发症；可改善营养状况，提高透析后生存率。患者饮食调养要本着以下原则：

（1）适量供给热量。一般每天供给热量每千克体重125.4～146.3千焦，以保证摄入蛋白质和氨基酸的合理利用，并减少组织蛋白质的分解。

（2）限制蛋白质的摄入量。肾功能衰退后，蛋白质的代谢产物出现排泄障碍。因此，要减轻肾脏负担，就必须限制蛋白质的摄入量，使其控制在与肾功能相称的水平上。为了提高蛋白质的利用率，在限量的范围内，应选用肉、鱼、奶、蛋等富含优质蛋白质的食物，使其占总蛋白质量的50%以上。谷类食物含有较高的非优质蛋白质，在失代偿期后应适量减少主食，用部分含蛋白质较低的淀粉食品代替。同时，要在饮食中及时补充必需的氨基酸或 α－酮酸，以防因长期摄入低蛋白质饮食而造成低蛋白血症。

（3）糖类与脂肪。慢性肾功能衰竭患者有40%～60%合并有Ⅳ型高脂血症，除内源因素外，与膳食中糖类及脂肪成分的比例较高有一定的关系。由于脂肪代谢紊乱，易诱发动脉粥样硬化。因此，在脂肪供给上要注意不饱和脂肪酸与饱和脂肪酸的比值（P/S）。

（4）平衡出入液量。一般视排出量决定摄入量。排出量包括全日的尿液、呼吸及皮肤蒸发、消化液等。一般经皮肤、呼吸的失水量为每日 700 ~ 1000 毫升，而食物进入体内经过代谢作用可产生的水分每日 300 ~ 400 毫升，两者相减后得出每日除排出尿液之外总失水量约为 500 毫升。故患者每日入液量可以前一日的排尿量再加上 500 毫升左右水作为补充量的参考。但当患者合并发热、呕吐、腹泻等症状时就应再多补充液体。当整体病情有所缓解后，入液量可在每日 1200 毫升左右。

（5）合理补充钠、钾。如果合并水肿和高血压，应严格限制钠盐摄入，每天摄入食盐 1 ~ 3 克较为适宜。如果患者服用利尿剂或伴有呕吐、腹泻时，不应再限制钠盐摄入，甚至还须补充。如果患者合并高血钾症时，钾的摄入量应低于每日 2000 毫克。如果每日尿量超过 1000 毫升，且血钾量正常，则不必再限制钾的摄入量。如果患者每日尿量增多，且超过 1500 毫升，则应观察血钾含量，过低时还须补钾。

（6）合理补充钙质。肾小球滤过率降至 40 ~ 50 毫升/分时，磷的滤过排出将会减少，导致血磷升高。如果肾功能进一步恶化，血磷的升高不能控制，高血磷及肾实质的损害会使肾脏合成活性维生素 D_3 能力减退，血钙浓度下降，诱发骨质疏松症。这时，应注意合理饮食，提高钙含量，降低磷含量。含钙丰富的食品有牛奶、绿叶蔬菜、芝麻酱等。但当病情复杂难以达到理想目的时，临床上一般以药物制剂加以补充调整。

（7）补充维生素。因代谢异常及营养摄入量不足，患者体内水溶性维生素水平会下降，又因钙、磷代谢异常影响活性维生素 D_3 的合成，因此补充各种维生素对患者也非常重要。

调养饮食谱

◈ 芦根绿豆粥

用料：绿豆 100 克，芦根 100 克，生姜 10 克，苏叶 15 克。

制法：将芦根、生姜、苏叶水煎，去渣留汁，与绿豆同煮成粥。

功效：清热解毒，凉血止血。适用于呕吐烦热的慢性肾功能衰竭患者。

◈ 马齿苋薏苡仁瘦肉粥

用料：猪瘦肉、大米各 60 克，马齿苋、薏苡仁各 30 克。

制法：将薏苡仁、大米洗净。将猪瘦肉洗净，切片。将马齿苋去根，洗净，切碎。把全部用料一起放入锅内，加清水适量，旺火煮沸后，转用文火煮成稀粥，调味即可食用。

功效：滋补肝肾，强筋健骨。适用于湿热困脾型慢性肾功能衰竭患者。

◈ 二鲜饮

用料：鲜藕 120 克，鲜茅根 120 克。

制法：将藕洗净，切薄片。将茅根淘洗净，切碎，与鲜藕共放入锅中，煎汁饮服。

功效：凉血止血。适用于慢性肾功能衰竭,有齿衄、皮下出血等出血症状者。

◈ 五汁饮

用料：鲜藕、鲜梨、鲜荸荠、鲜生地黄、生甘蔗各 300 克。

制法：将以上用料切碎,以消毒纱布绞汁,分 2~3 次服用。

功效：止血凉血,养心安神。适用于慢性肾功能衰竭出血者。

◈ 党参红枣饮

用料：党参 10 克,红枣 10 枚。

制法：将党参、红枣洗净,放入锅中,加水煎汁服用,代茶饮用。

功效：益气健脾。适用于脾肾气虚型慢性肾功能衰竭患者。

◈ 黑木耳红枣汤

用料：黑木耳 30 克,红枣 30 枚,红糖适量。

制法：将黑木耳加水浸泡 30 分钟,与红枣一同入锅,加水适量,用文火炖熟,用红糖拌服即可。每日 1 次。

功效：补益气血。适用于慢性肾功能衰竭合并中度贫血患者。

◈ 人参桂圆汤

用料：人参 6 克,桂圆肉 10 枚。

制法：将人参、桂圆肉加水煎汁。

功效：养血安神。适用于慢性肾功能衰竭，症见贫血、心悸者。

◈ 参芪薏苡仁汤

用料：党参 12 克，黄芪 20 克，炒薏苡仁、大米各 60 克，红枣 4 枚。

制法：将党参、黄芪、红枣、炒薏苡仁、大米洗净，以冷水泡透。把全部用料一齐放入锅内，加适量清水，文火煮成粥即可食用。

功效：补中益气，健脾益肾。适用于慢性肾功能衰竭，症见腹胀食少、胸闷不舒、恶心呕吐、双下肢微肿、大便溏薄者。

◈ 玉米须莲子汤

用料：玉米须 30 克，莲子 30 克。

制法：将莲子浸泡 12 小时，去心，与玉米须共同煎汁。

功效：利水消肿。适用于慢性肾功能衰竭，症见尿少、轻度水肿者。

◈ 黄芪灵芝瘦肉汤

用料：黄芪 30 克，灵芝 10 克，猪瘦肉 300 克。

制法：将黄芪、灵芝、猪瘦肉加水清炖。

功效：补中益气，利水消肿。适用于气阴两虚型肾功能衰竭患者。

尿毒症患者怎样通过饮食调养

饮食调养原则

尿毒症是由多种慢性疾病造成的肾单位严重损害，使机体在排泄代谢和调节水、电解质、酸碱平衡等方面出现紊乱的临床症候群，预后不良，是造成死亡的重要病症之一。因此，早发现、早治疗是治疗该症的关键所在。

中医认为，尿毒症是因脾肾阳虚，阳不化湿，使水湿内生，浊邪壅塞三焦，累及心肝等脏腑所致，当以健脾补肾、化浊解毒为治。患者饮食调养要本着以下原则：

（1）饮食宜清淡、易消化。尿毒症患者往往胃口不佳，免疫力差，因此宜采用清淡、宜消化的饮食，以避免粗糙食物对消化道造成机械性损伤，导致消化道出血。

（2）热量供应。充足的热量能保证人体蛋白质的贮存。如果补充不足，可导致营养不良；补充过多，会引起高脂血症和动脉粥样硬化等疾病。一般情况下，热量不应少于每千克体重125.4千焦。摄取的热量中应以谷类食物为主，少吃蔗糖、果实类食物。尽量少吃脂肪，特别是动物性脂肪。

（3）低蛋白质饮食。在氮质血症期和尿毒症期的患者主要应以低蛋白质饮食为主，且蛋白质要以含有人体必需氨基酸的动物蛋白质为主，如牛奶、蛋类、鱼、瘦肉等。每日蛋白质摄入量应根椐病情决定，一般为每千克体重0.3～1克。这样既保证了机体所必需的氨基酸的供应，又可使机体在低蛋白质供应的情况下利用非蛋白氮合成非必需氨基酸，从而降低氮质血症。

（4）补充水分和钠盐。尿毒症患者容易发生脱水和低钠血症，特别是长期食欲不振，并伴有呕吐和腹泻的患者更是如此。一旦出现缺乏反应，要及时补充。但要注意尿毒症患者对水、钠耐受力差，补充不能过量，以免引起高钠血症或水中毒。

（5）补充钾、钙等。尿毒症患者使用利尿剂以后极易发生低钾血症，这时可多吃一些含钾的新鲜水果。尿毒症患者血钙常常偏低，可多吃一些含钙量高的食物，如鱼、虾、肉骨头汤等。

调养饮食谱

◈ 麦淀粉饼

用料：麦淀粉 150 克。

制法：将麦淀粉加水调糊，文火烙成薄饼，每日早、晚做点心食用。

功效：补中益气，化浊解毒。适用于尿毒症时常恶心、呕吐患者。

◈ 伏龙肝粥

用料：伏龙肝（灶心土）200 克，大米 100 克。

制法：将伏龙肝煎汤，滤取上层清液，并用此清液熬粥；也可用此水煎服中药。

功效：调中和胃，运脾消食。适用于尿毒症长期胃纳欠佳者。

肾病的治疗与调养

◈ **陈皮苏叶粥**

用料：陈皮 15 克，紫苏叶 15 克，大米 100 克。

制法：先将大米熬粥，快熟时加入陈皮、紫苏叶，盖紧盖焖 5～10 分钟即可。

功效：降逆和胃。适用于尿毒症食欲不振者。

◈ **红枣羊骨糯米粥**

用料：羊胫骨 1～2 根，去核红枣 5 枚，糯米 150 克。

制法：将羊胫骨剁碎，加红枣、糯米煮粥，调味食之，分 2～3 次食完。

功效：健脾补肾。适用于尿毒症脾肾阳虚者。

◈ **西瓜汁**

用料：西瓜 2000 克，白糖适量。

制法：将新鲜西瓜瓤取出，绞汁，调入白糖。

功效：清热解毒，生津利尿。适用于尿毒症患者，对各型水肿患者也有治疗作用。

◈ **生姜饮**

用料：生姜 50 克。

制法：取生姜切碎后，榨取生姜汁 2～3 匙。

功效：和胃止呕。适用于尿毒症，症见呕吐、恶心、饮食难进、脾胃气虚者。

◈ **鸡蛋土豆羹**

用料：鸡蛋 2 只，土豆 500 克，精盐、鸡精、香油各适量。

肾病的治疗与调养

制法：将土豆洗净去皮切丝，加清水适量，煮至熟烂时打入鸡蛋，稍煮片刻调味即成，每日分 6~8 次服食。

功效：和胃调中，益气健脾。适用于尿毒症体虚乏力者。

◈ 猪肝菠菜汤

用料：猪肝 50 克，菠菜 150 克，精盐、鸡精、香油各适量。

制法：将猪肝洗净切片，加入菠菜及调味品，煮汤食用。

功效：补虚养血。适用于尿毒症面色蜡黄者。

◈ 鲤鱼冬瓜汤

用料：鲤鱼 1 尾（约 500 克），冬瓜 500 克，精盐、鸡精、香油各适量。

制法：取活鲤鱼开膛，去鳞，洗净，冬瓜去皮切块，加水煮汤，调味即成。喝汤吃鱼肉，每周 2 次。

功效：健脾补虚，化湿解毒。适用于尿毒症水肿者。

肾结石患者怎样通过饮食调养

饮食调养原则

肾结石是指患者的肾盂、肾盏或肾盂输尿管连接部有结石。多为单侧，好发于青壮年，男性多于女性。临床表现以发作性疼痛及血尿为主要症状。

本病属于中医"淋症"范畴，是以小便不爽、尿道刺痛为特点。常以小便排出沙石为主证，中医称为"石淋"。临床常分为实证和虚实夹杂证。中医认为，实证型治疗宜清热利湿、通淋排石、凉血止血；虚实夹杂型治疗宜利尿排石通淋，或兼补益气血，或兼滋养阴液。患者饮食调养要本着以下原则：

（1）饮食宜清淡。盐和钙在体内会发生协同作用，会阻碍治疗肾结石药物的代谢过程。因此，饮食要清淡，少吃钠盐、罐头和加工食品。

（2）多喝水。多喝水可使尿中的盐类代谢加快，所以每天至少喝 2000 毫升水。

（3）减少肉类摄入量。减少动物性蛋白质的摄取，可降低形成结石的机会。

（4）合理补钙。专家研究显示，足量的钙质会和草酸结合，而由粪便排出，因而减少钙质被肠道吸收，就会减少结石产生的机会。

（5）限制草酸盐摄入。草酸盐会与体内的钙结合，形成草酸钙而沉积为结石。绿色蔬菜中含有较多的草酸盐，尤以菠菜中的含量最高，因此肾结石患者应少吃菠菜。

调养饮食谱

◈ 桃仁冰糖糊

用料：胡桃仁 200 克，植物油 200 毫升，冰糖 200 克。

制法：用植物油将胡桃仁炸酥，取出研成细末，与冰糖调成乳状。每日 1 剂，分 3 次服。

功效：通淋排石。适用于实证型肾结石，症见尿中时挟沙石、尿中带血、小便艰涩，时有腰部绞痛者。

◈ 海金砂茶

用料：海金砂 15 克，绿茶 2 克。

制法：将海金砂、绿茶放入杯中，用刚烧沸的开水冲泡后，立即加盖，闷 5 分钟后即成。每日晨起，空腹先饮一杯，以后可随时饮服。每饮略留余汁，再泡再饮，直至冲淡为止。2 个月为 1 疗程。

功效：清热渗湿，利尿通淋，降火解毒。适用于肾结石、膀胱结石，症见舌苔黄腻、尿色黄赤、排尿不畅、小便热痛者。

◈ 西瓜藕汁

用料：西瓜 300 克，鲜藕 200 克，蜂蜜适量。

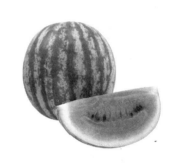

制法：西瓜与鲜藕一起榨汁，调入适量蜂蜜即成。每日服用 2 次。

功效：除湿健脾，利水消肿。适用于湿热型肾结石，症见发热、腰痛、尿频、尿急、尿痛、血尿或脓尿、舌苔黄腻者。

◈ 蜜制萝卜

用料：萝卜 1 个，蜂蜜适量。

制法：将萝卜切成片，用蜂蜜腌 4 小时后焙干，反复 2 次，不可焦。以淡盐水送服。

功效：利尿排石。适用于虚实夹杂型肾结石，症见病久结石不去、小便隐隐作痛、腰腹不舒、胃脘痞胀者。

◈ 钱草蜜汁饮

用料：金钱草 80 克，蜂蜜 50 克。

肾病的治疗与调养

制法：将金钱草水煎去渣，留汁与蜂蜜同食，每日 1 次。

功效：利尿排石。适用于实证型肾结石，症见小便艰涩、尿道窘迫疼痛者。

◈ 蜂蜜二汁饮

用料：空心菜 200 克，荸荠 200 克，蜂蜜适量。

制法：将空心菜和荸荠洗净后捣烂取汁，调入适量的蜂蜜后服用。每日 2 次。

功效：通淋排石。适用于虚实夹杂型肾结石，症见病久结石不去、腰腹隐隐作痛、腰膝酸软者。

◈ 黑木耳汤

用料：黑木耳 50 克，精盐、鸡精、香油各适量。

制法：将黑木耳煮熟后，放入调料，喝汤食黑木耳，每日 2 次。

功效：通淋排石。适用于实证型肾结石，症见尿中时挟沙石、小便艰涩、腰部绞痛者。

◈ 杨桃蜂蜜汤

用料：杨桃 5 枚，蜂蜜适量。

制法：将杨桃、蜂蜜一同煎汤服用，每日 2~3 次。

功效：补益气血。适用于气结型肾结石，症见神疲乏力、小腹疼痛者。

◈ 空心菜荸荠汁

用料：空心菜 300 克，荸荠 200 克，蜂蜜适量。

制法：将空心菜洗净切碎，荸荠洗净打碎。将空心菜、荸荠一起捣烂绞汁，调入蜂蜜即可服用。

功效：利尿通淋，降火解毒。适用于湿热型肾结石发热、腹痛、尿频者。

处于透析治疗期间患者怎样通过饮食调养

饮食调养原则

透析治疗是目前治疗肾功能衰竭的最有效的一种方法，适用于急慢性肾功能衰竭、急性感染、药物中毒等。透析疗法可分为血液透析和腹膜透析。无论采用何种透析方法，都可清除体内的酸性代谢物并排除毒性物质。但同时也有一些营养素，如蛋白质、氨基酸、血浆蛋白质、多种维生素及其他营养素随之丢失，容易造成患者营养不良。营养不良对透析效果和透析预后影响很大，严重的营养不良可导致透析无法进行。

因此，透析治疗后进行合理的饮食调节十分重要。需要注意的是，由于透析的方法、次数、时间及病情不同，在采取饮食治疗时也要因人而异。患者饮食调养要本着以下原则：

（1）热量。血液透析者热量按每日每千克体重 125.4～146.3 千焦供给，腹膜透析者按每日每千克体重 146.3～188.1 千焦供给。其中，糖类应占 65% 以上，脂肪占 25%～30%，蛋白质占 10% 左右。

（2）蛋白质。如果患者每周进行 3 次血液透析，食物蛋白质每日的最低需要量为每千克体重 1 克，其中优质蛋白质

肾病的治疗与调养

应占 50%。腹膜透析时，每日蛋白质的需要量为每千克体重 1.2 ~ 1.5 克，其中优质蛋白质应占 60% ~ 70%。

（3）水。水和盐的摄入量要根据每个患者的具体情况决定，其主要依据指标是尿量、心功能状况、血压、水肿程度、体重增加情况。水的摄入量还要遵循出入量平衡的原则，根据患者每天的排水量来确定摄水量。对于血液透析的患者来说，无尿患者每周透析 2 次时，每日的入水量一般为 200 毫升；每周透析 3 次时，每日的入水量约为 500 毫升；有尿患者每周透析 2 次时，每日入水量一般为 200 毫升加上每日的尿量。要注意透析过程中患者每日的体重增长情况，一般要控制在每日 0.8 千克以内。

（4）盐。在患者尿少、水肿严重、血压偏高时要控制盐的摄入量，盐的摄入量由透析次数决定。每周透析 2 次时，每日盐的摄入量为 2 ~ 3 克；每周透析 3 次时，每日盐的摄入量为 3 ~ 4 克。

（5）钾。血液透析时钾摄入量要视血清钾含量、尿量、透析液中钾的排出量及患者病情程度而定，一般每日摄入 2 克；糖尿病合并肾病患者在血液透析治疗时，要慎重控制钾摄入量。腹膜透析时，钾的摄入宜控制在每日 2925 ~ 3500 毫克。

（6）钙、磷。慢性肾功能不全的患者常伴有血钙低、血磷高，透析后要注意补充钙质，并限制磷的摄入。磷的日摄入量以 450 ~ 700 毫克为宜。

（7）维生素、微量元素。在透析过程中，血中水溶性维生素和微量元素严重流失，故在饮食中必须注意补充 B 族维生素、维生素 C、铁等。蔬菜类、水果类均可食用，但必须结合病情确定摄入量。

调养饮食谱

◆ 桂圆肉粥

用料：桂圆肉 15 克,红枣 3～5 枚,大米 60 克。

制法：将桂圆肉、红枣、大米一起煮粥。

功效：健脾补血,养心安神。适用于心脾两虚引起的心悸心慌、失眠健忘、头晕眼花等症。

◆ 核桃仁粥

用料：核桃仁 30 克,大米 60 克。

制法：核桃仁捣烂,大米洗净,一起放入锅中,加清水适量煮粥,趁热服食。

功效：补肾固精,润肠通便。适用于肾虚精亏所致头晕耳鸣、腰膝酸软、失眠健忘等症。

◆ 人参粥

用料：人参 10 克,大米 100 克,冰糖适量。

制法：将大米淘洗干净。将人参切片或研粉,一并放入砂锅内,加清水适量,煮至粥熟,调入冰糖即可食用。

功效：补元气,益脾肺。适用于久病气虚,静则神疲乏力,动则气喘、出汗者。

◆ 党参茯苓粥

用料：党参 15 克,茯苓 15 克,生姜 3 片,大米 60 克。

制法：将党参、茯苓、生姜水煎 2 次,去渣,合并滤液,分

2 次,早晚同大米煮粥服食。

功效:益气补虚,健脾养胃。适用于脾胃虚弱而致食欲不振、倦怠乏力、大便溏稀者。

◈ 人参山药粥

用料:人参 10 克,山药 50 克,红枣 10 枚,猪瘦肉 50 克,大米 100 克。

制法:将人参加水煎汁。将猪瘦肉切成片,与山药、红枣、大米一起煮粥,待粥熟调入人参汁即成。每天服 1 剂,早晨空腹食用。

功效:益气养血。适用于脾虚血弱、元气不足所致的面色暗黄、形体消瘦等症。

◈ 鸭汁粥

用料:鸭汤 1000 克,大米 50 克。

制法:将大米洗净,放入锅中,倒入鸭汤,用旺火烧沸后,转用文火煮熟即成。

功效:益肺养肾,消水去肿。适用于肺肾亏损、水肿等症。

◈ 肉苁蓉羊肉粥

用料:肉苁蓉 15 克,羊肉、大米各 60 克,生姜、葱花、精盐各适量。

制法:将肉苁蓉水煎 2 次,去渣留汁,与羊肉、大米一起煮粥,粥熟后放入生姜、葱花、精盐调味即成。

功效:补肾阳,益精血。适用于肾病透析后的肾阳不足、精血亏损者。

◈ 补血粥

用料：当归 10 克，川芎 3 克，黄芪 5 克，红花 2 克，鸡汤 1000 毫升，大米 100 克。

制法：将当归、川芎、黄芪、红花用纱布包紧，加入鸡汤、清水煎汁，去药包，加入大米，用旺火烧开，改用文火煮成稀粥。

功效：补血益气，去瘀悦色。适用于因血虚气弱而面色苍白者。

◈ 补虚正气粥

用料：黄芪 30～60 克，人参 3 克，大米 60 克，白糖适量。

制法：将黄芪、人参水煎 2 次，去渣，合并滤液混匀，分 2 份于早晚同大米煮粥，粥成后加入白糖，稍煮即可。早晚空腹食用。

功效：补正气，健脾胃，填虚损。适用于久病羸瘦、五脏虚衰、劳倦内伤、食欲不振等症。

◈ 姜附烧狗肉

用料：熟附片 30 克，生姜 150 克，狗肉 1000 克，大蒜、葱各适量。

制法：将狗肉洗净，切成小块，与附片、生姜、大蒜、葱一起放入锅内，加清水适量，用文火炖至狗肉熟烂，多餐服食。

功效：温肾祛寒。适用于肾阳虚衰引起的胃寒、四肢冰冷、腰膝冷痛、舌淡苔白等症。

肾移植患者怎样通过饮食调养

饮食调养原则

肾移植是将他人的健康肾脏移入肾功能衰竭患者的体内，以取代其无功能的肾脏进行工作。肾移植属于器官移植的范畴，是晚期肾功能衰竭患者的理想治疗方法。

肾移植手术后由于长期食用免疫抑制剂，会造成蛋白质分解加速，血糖、胆固醇增高，血钙、镁降低等一系列不同程度的危害。合理的饮食能提供机体所需的营养物质，减轻新生肾脏的负担，预防和减少免疫抑制剂的并发症。患者饮食调养应根据手术结束后的不同时期进行。

（1）术后早期。即术后第 1 ~ 2 天，由于手术、麻醉，肠蠕动尚未恢复正常，易引起腹胀，应禁食。

（2）术后初期。即术后 2 ~ 3 天，肠道功能恢复，可吃无蔗糖或低蔗糖、高蛋白质流质饮食。每天需补充热量约 2092 千焦，蛋白质约 24 克，其中优质蛋白质占 80%。此时患者处于多尿阶段，水、电解质可不必限制，供盐 4 克左右。

（3）术后试餐期。即术后的 3 ~ 7 天，可吃一些易消化、无刺激、质软的半流质食物。每日提供热量 6270 ~ 7106 千焦，蛋白质 55 ~ 60 克，食盐 4 ~ 5 克。

（4）术后恢复早期。即术后 7 天 ~ 2 个月，应给予高优质蛋白质、高维生素、低盐饮食。每日热量供给约每千克体重 146.3 ~ 188.1 千焦，蛋白质每千克体重 1.6 ~ 2.4 克。宜补充富含维生素的蔬菜，水果不宜超过 250 克。适量进食逐水利尿、含脂肪的鱼类，如黑鱼、鲤鱼、鲫鱼等，以及冬瓜、薏苡仁等食物。同时，注意补钙，可饮用牛奶 220～450 毫升。服用环孢霉素 A 时，可食用苏打饼干 60 克，水果 150～250 克，以防止或减少药物对胃黏膜的刺激。

（5）术后恢复期

① 热量：依据患者病情、性别、体重、身高、体力活动、劳动强度等计算每日所需的热量。一般来说，成人轻体力劳动按每日每千克体重 125.6～146.5 千焦供给热量，即可满足机体需要。

② 蛋白质：免疫抑制剂能加速蛋白质的分解，抑制其合成，会使蛋白质消耗增加，故宜适当增加蛋白质的供给量。一般成人可按每日每千克体重 1.3～1.6 克供给蛋白质（发生感染和排异反应时除外）。

调养饮食谱

◈ 藕粉羹

用料：藕粉 100 克，冰糖适量。

制法：藕粉置于碗中，加少量冷水拌匀，用热开水冲泡，藕粉会转为透明糊状，调入冰糖即可食用。

功效：补虚劳，益心肺。适用于肾移植术后初期。

◈ 白糖蛋清羹

用料：鸡蛋清 2 个，白糖少许。

制法：将鸡蛋清搅拌，放入白糖，调匀，冲入沸水即可。

功效：清热解毒。适用于肾移植术后初期。

◈ **牛奶梨片粥**

用料：大米 95 克，牛奶 150 克，鸡蛋黄 1 个，梨 1 个，白糖 50 克。

制法：将梨去皮、核，切成薄片，加适量白糖水蒸 15 分钟，离火。牛奶加白糖烧沸，放入大米，烧沸后用小火焖煮成粥，调入打匀的鸡蛋黄，搅拌均匀后盛入碗内，上面撒上梨片，浇入梨汁，即可食用。

功效：清热降火，利尿除湿。适用于肾移植术后初期患者。

◈ **黑芝麻糊**

用料：黑芝麻 50 克，薏苡仁 50 克，白糖 30 克。

制法：将黑芝麻去除杂质，洗净，炒熟。薏苡仁淘洗干净，控干水分，炒熟。将芝麻与薏苡仁一起磨细，加入白糖拌匀，盛于容器中。加水用小火煮，边煮边搅，煮成糊状即可食用。

功效：润五脏，强筋骨。适用于肾移植术后初期患者。

◈ **油菜馅水饺**

用料：面粉 300 克，油菜 400 克，玉兰片 50 克，精盐、鸡精、植物油各适量。

制法：将油菜洗干净，放开水中烫一下，再放入冷水中过凉，挤干水分，用刀切碎。玉兰片用刀剁碎，和油菜一起放入盆中，加精盐、鸡精、植物油，拌匀成馅。将面粉放入盆中，加水和成面团，揉匀揉透。醒面片刻，搓长条，揪剂子，擀皮。皮包入馅，捏成饺子形状，放入开水中煮熟即可。

功效：利尿除湿。适用于肾移植术后试餐期患者。

◈ **荠菜春笋片**

用料：荠菜 100 克，春笋 250 克，精盐、鸡精、香油、湿淀粉、植物油各适量。

制法：

① 将荠菜去黄叶及根，洗净，用开水烫过，冷水冲凉后挤干水分，切成碎末。春笋去壳洗净，置开水中煮透，捞出用凉水浸泡，然后切成 3 厘米左右长的薄片。

② 将锅置火上，倒入植物油烧热后，加荠菜末、春笋片煸炒片刻，加精盐、料酒及清水适量烧透，加鸡精，用湿淀粉勾芡，淋入香油搅匀即可。

功效：清热解毒，利水消肿，凉血止血。适用于肾移植术后恢复期患者。

◈ **奶油鲤鱼**

用料：活鲤鱼 1 条（约 500 克），鲜牛奶 300 毫升，精盐、鸡精、姜丝、白糖、香油各适量。

制法：将鲤鱼收拾干净控干水分，在鱼身两面各横划 3～5 道刀纹。将鲤鱼放入沸水中轻焯，即刻捞出控水。净锅后置火上烧热，放入牛奶、清水、姜丝、白糖、精盐、鸡精，再放入焯好的鲤鱼，用小火将汤烧开，再慢慢煨炖，直至汤汁黏稠时，淋入香油即可。

功效：和脾养肺、温肾补血。适用于肾移植术后恢复期患者。

◈ 肉丝炒西芹

用料：芹菜 500 克，猪瘦肉 150 克，葱末、姜丝各少许，精盐、鸡精、植物油各适量。

制法：将芹菜择洗干净，切成 4 厘米长的段。猪肉切成细丝。将锅置火上，放入肉丝煸炒，待肉丝变色后，放入芹菜段同炒，将熟时，放精盐、鸡精调味即可。

功效：健脾开胃，润肠通便。适用于肾移植术后恢复期患者。

◈ 三色美味羹

用料：山药 100 克，荸荠 50 克，番茄 50 克，鲜虾仁 50 克，葱花、姜末、精盐、鸡精、藕粉、料酒、植物油各适量。

制法：

① 将山药去皮洗净切成寸段，荸荠去皮从中间切成两半，番茄洗净切成两半。

② 锅置火上，放入植物油烧热，放入虾仁煸炒，待变红色后放入葱花、姜末，调入料酒，加入少许精盐，炒匀盛入碗中。

③ 锅中加清水，放西红柿。待水沸后，加精盐，放入荸荠、山药，煮至烂熟后放入炒好的虾仁，再放入藕粉拌匀。用鸡精调味后，盛入汤盆中即可。

功效：健脾益肺，强精固肾。适用于肾移植术后恢复期患者。